日本居住福祉学会
居住福祉ブックレット
21

シックハウス病への挑戦

その予防・治療・撲滅のために

後藤三郎 Goto, Saburo
迎田允武 Kohda, Nobutake

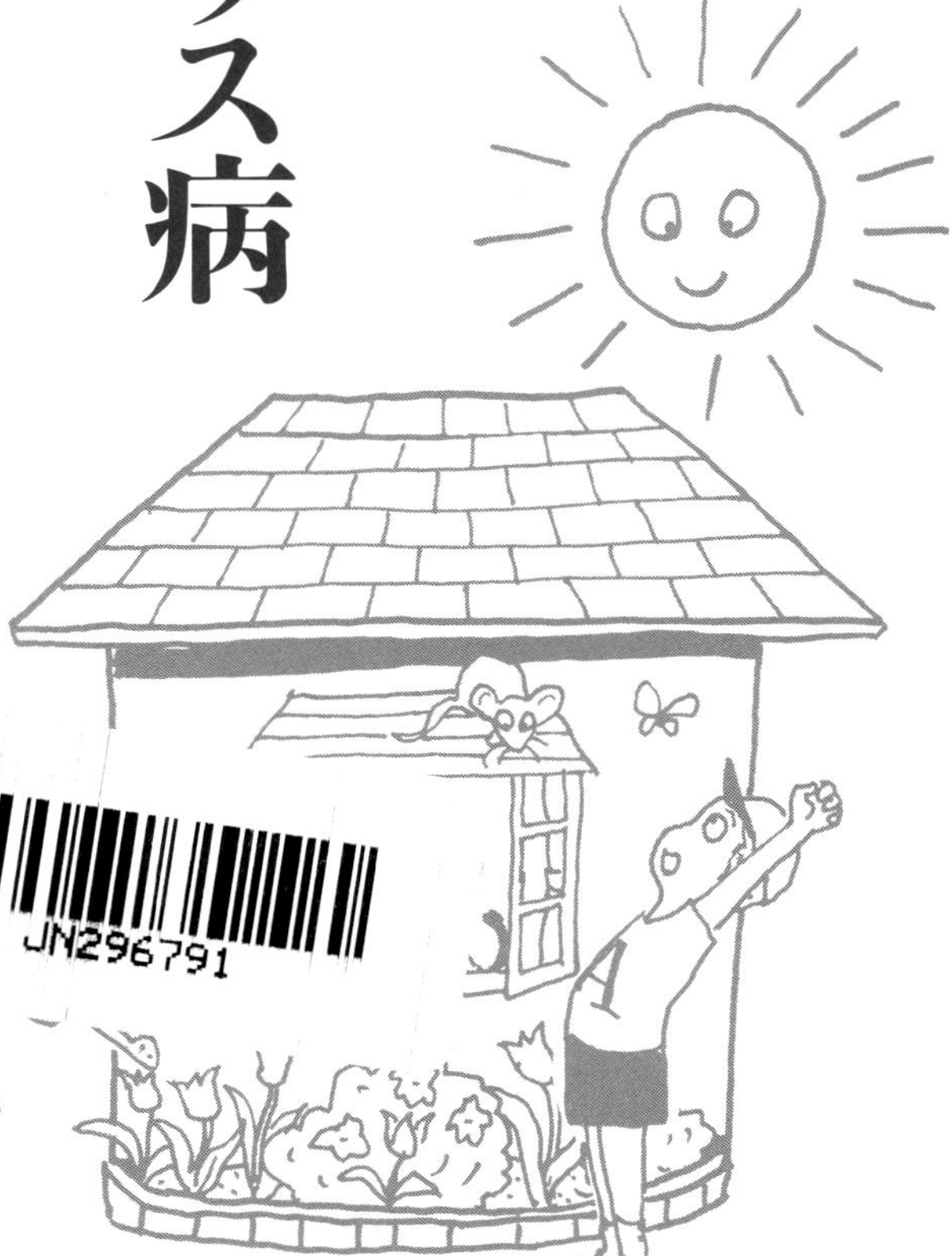

東信堂

はじめに

シックハウス病（症候群）は、一度罹病してしまうと完治しない難病の一つといわれてきた。われわれはその原因であるシックハウス（室内空気汚染）に真正面から対峙し、飽くなき挑戦を繰り返してきた。このことによって科学的に理詰めにその正体を暴き、原因物質を室内から除去し、真に健全な材料と置換して室内空気質を改善することにより、シックハウス病を予防・改善・治療することができるとの確信を得るに至った。この斬新で画期的ともいえる研究の成果を拡大活用して、シックハウスをわが国から、さらには全世界から撲滅し得ると考えている。しかし、シックハウス病の予防・改善・治療を実行するために必要不可欠な手段である、室内空気質の精密測定と、特に公的機関での精密分析の依頼試験費が高く、その拡大活用の障害となっている。建築業界を管理監督すべき国土交通省、文部科学省、経済産業省、厚生労働省等が中心となり、この精密分析の公的負担による無償化等を真剣に検討しなければならない時期が来ている。本書がそのきっかけとなれば幸甚である。

シックハウス病は、石油化学が生み出したさまざまな製品の利便性の裏側に秘匿された害毒が室内に揮発、充満し、人体の自律神経や免疫機能、生殖機能等に重大な悪影響を与えた結果生まれた人為的な現代病である。わが国のシックハウス病の罹患者数は一千万人とも二千万人ともいわれている。シックハウス病が重くなると毎日の生活が苦痛となり死にたいと思うようにもなる。この苦しみは罹病した者でないとわからず、罹病していない同居家族にもわからないため、体質的な問題と思われがちであり、家族の理解も得られないと悲観的な状況になる。日本での年間の自殺者数が毎年三万人を超えて社会問題となっているが、シックハウス病の人がどのくらいの割合を占めるのか、危惧している。ホームページを見て話を聞いてほしいという依頼をよく受ける。われわれはできるだけ早く訪問し、シックハウス病の方と共感の立場で応対し、できるだけ多くの事実を把握するように心がける。その後、必要な問診やカウンセリングを行い、同時に室内に使用されている内装材、家具生活用品等の種類や材質も調査する。そしてその人が長時間生活している寝室や居間を中心に室内空気の精密測定・採取を行い、連携する大阪府立産業技術総合研究所の最先端分析機器を活用して、室内空気中のすべての有害化学物質の濃度順の精密分析を行う。一〇〇種類以上にも及ぶ室内の揮発性有機化合物（以下ＶＯＣという）を「濃度順」に羅列できることは、原因物質を特定除去する改善対策には極めて有効である。改善の必要性から発見できた事実である。

筆者二人は日本居住福祉学会に所属している。真の健康住宅の普及は居住福祉の一端を担う分野でもある。憲法第二五条に規定された「すべて国民は、健康で文化的な最低限度の生活を営む権利を有する」とする基本理念を原点とし、「安心して生活できる基盤としての住居」があってこそ、「毎日の仕事や生活に励むことができる」とする「居住福祉」の観点からも広い視野に立ち、粘り強い活動を継続していきたいと思う。

平成二三（二〇一一）年初春

ＮＰＯ法人　健康住宅居住促進協会

理事長　後藤三郎

事務局長　迎田允武

目　次／シックハウス病への挑戦：その予防・治療・撲滅のために

シックハウス病への挑戦

：その予防・治療・撲滅のために

一、シックハウス病はなぜ発生したのか

1　原因を明確にしたがらない建築業界と監督官庁の怠慢について

シックハウス症候群という言葉を聞いてからすでに久しい。症候群とは原因と結果の因果関係が判然としない時期の病気らしき症状に付けられる名称である。石油化学による開発の結果生産され室内に使用される、大量生産された新建材類や消費者が持ち込む家具や生活用品、趣向品から居室内に揮発充満した人体に有害な化学物質であることが明白になった現在でも、この症候群

というあいまいな表現は訂正されていない。ある特定の物質だけではなく、相当数の物質が考えられるからであるが、化学物質であることに疑いの余地はないだろう。

そうしないのは、あるいは過去に判明した水俣病や、最近問題となったアスベストによる疾患のように、はっきりさせると、大きな補償問題が発生すると当局は危惧しているからとも思われる。

原因がはっきりした以上、早急に官民一体となって適確な対策を講じるべきではないのか。その意味もあり、本書ではもっぱら「シックハウス病」を用いることにした。シックハウス病は病院に行っても適確な治療法や薬がない。当然であろう。シックハウス病は、室内から原因となっている化学物質を発生させる材料を適確に特定して除去し、健全な材料と取り替えて、まず室内空気質を健全にしないと治らないばかりか、症状が進むだけであるからだ。一日も早い官民一体の対策の実行体制の構築が望まれる。

2　東京大学のシンポジュウム会場での出来事

平成一六（二〇〇四）年春に東京大学の生産技術部からシックハウスに関するシンポジュウムへの参加の案内があった。シックハウス対策に有効な光触媒関連技術に成功したとも付記されていた。建築関係の人が多く参加していた。シンポジュウムの後半に東大出身の国土交通省のＯＢが次のような発言をした。「平成一五（二〇〇三）年七月から施行された改正建築基準法を遵守いただくことで、シックハウス症候群問題は解決する見通しである」と。

私はこの発言に反論すべきだと感じて頭を整理していた矢先に後方の席から、「何をいっているんですか！　事態は一向に改善されていませんよ！　そんなとぼけた発言は現場の実態を知らない天下り官僚のたわごとだ」と激昂する声があがった。会場のあちこちからも「そうだ！　そうだ！」と同意の声があがった。懇親会の席で名刺交換したところ九州地区から来ていた健康住宅を供給する地場の工務店主であった。シックハウスに挑戦する同志の存在を確認し、建築業界の奥の深さに感動した一幕でもあった。

3　人体の呼吸器系統にはフィルター作用が備わっていない

人類の祖先がアフリカのチンパンジーの類いから分化したのは約五〇〇万年前といわれる。その頃、東アフリカにおける大地殻変動の結果、森林は次第に砂漠化しつつあった。ぶら下がる木々がなくなったチンパンジーの後裔《こうえい》たちは猛獣に襲われながら残った丘陵地帯に逃げ込み、やがて二足歩行を始めた。大脳が発達し自由になった手を使い道具を作り猛獣に反撃し食料にもした。腐った食べ物や汚い水を飲むため、消化器系統は適正な解毒器官を有するように出来ていた。しかし呼吸器系統はアフリカ森林の空気が清浄であるため、何らの解毒機能も有していない。さらに進化して現代の人間になっても呼吸器系統の機能は変化していない。さらに口から入る飲食物は一日平均二kgであり、呼吸により体内に取り込まれる空気量は約一〇倍の二〇kgである。飲食物は取捨選択する時間的余裕もあるが呼吸する空気は選択の余地はない。室内空気は清浄であるべきだ。

その室内空気の中に石油化学により研究開発された、有害化学物質を多量に含んだ新建材が大量に含まれるようになり、さらに新築住宅の気密化が加速されて換気率が悪化し、呼吸により人体に取り込まれた汚染された酸素が、血液内に混入して人体各部に進入し、自律神経系、免疫系、生殖器系統に内分泌撹乱物質として悪影響を及ぼしさまざまな障害を起こす。そもそも石油は「悪の水」ともいわれ、地球創造の神々が生物の延命を図るために、長時間をかけて地中深くに埋蔵した。チンパンジーから進化した人類が、この埋没された石油を掘り返し使用するようになるとは、まったくの想定外であったと思われる。

平成二二（二〇一〇）年の夏は記録的な猛暑であり、石油を中心に燃焼した際に地球から大量に排出された炭酸ガスが、オゾン層を破壊して起こる地球温暖化現象の防止策がようやく議論され始めた。住宅内に使用される新建材も真剣に早急に再検討するべき時期が来ている。否、もはや手遅れといえるかもしれない。住宅内で使用する内装材、施工用接着剤、家具、生活用品、趣向品の類は十分に検査されたものを供給するシステムと選択する知識を養うことが、必要な時代に入っていることを自覚する必要がある。

二、身内から出たシックハウス病

1　新築マンションでの異変【迎田の場合】

(1) 妻がシックハウス病になった！

「いいかげんにそのわざとらしいくしゃみをやめたら」

「わざとじゃないわ、止まらないのよ。クシュン、クシュン」

こんな会話を妻と交わすようになったのは、東京生活が長くなって子供が二人になり、古い公団の三Ｋでは手狭に感じ、新築マンションに引っ越して少したった頃の話だ。

もう四半世紀ほども前の、昭和五〇年代半ばのことである。幼児二人の四人家族にとって、およそ七〇㎡の三ＬＤＫは広々としていた。子供たちが走りまわるには十分な広さと、新築のマンションを手に入れた満足感があった。入居当初、あのツーンと鼻をつくようなビニールや新建材独特の臭いがした。はじめ妻は「目が痛い」といっていたが、「これは新築のいい匂いじゃないか、すぐに慣れるよ」といって、当時私は取り合わなかった。

このことや冒頭の会話は、時として夫婦喧嘩のきっかけとなったために、鮮明に覚えている。しばらくすると、妻は目が赤くまぶたがはれ始め、化繊のウェアを着ると体中がかゆくなり始めた。そしてパンティーストッキングがはけなくなってしまった。医者に行くと「アレルギー性鼻炎」に始まり、「花粉症」、「アトピー性皮膚炎」と診断された。入居は夏であったが、翌年の春先にはくしゃみが止まらなくなり、目や鼻が真っ赤になってしまった。そして寒くてもパンティーストッキングがはけず、外出すると頭痛が起こり、帰宅してもしばらく治まらないということが続いた。そして外出し電車やバスに乗るたびに冒頭の会話が繰り返された。しかし、目的地の動物園や海岸、公園に着くと出なくなるのが不思議だった。大勢が乗っている乗り物、たぶん殺虫、殺菌消毒がなされた車両に乗るとくしゃみが止まらなくなり、冒頭の会話が繰り返されて夫婦喧嘩になりそうになった。それでも妻は、特別なアレルギー体質なのだろうと自分自身に言い聞かせて、せっせと子育てにいそしんでいた。そのマンションには結局二年ほどしか住まなかったが、その間、さまざまな治療薬を使用したにもかかわらず、症状は悪化することはあっても一向に良化の兆しは見られなかった。

(2) 新築戸建て住宅とリフォーム後の異変

そして関西に転勤で引っ越すことになり、夫婦ともに関西は出身地でもあったので永住を決め、分不相応な一戸建てを建てることにした。子供たちが学校に行くようになることと、東京のあのマンションが思いのほかの値段で売却できたことによる。約半年の仮住まいを経て念願の一戸建てのマイホームを手にすることができた。もちろん「長いローンと引き換え」だった。その半年間の仮住まいの間は不思議なことに冒頭の会話を交わした覚えがない。妻も「あの時は症状がましだったと思う」といっている。ただ、アトピーや花粉症、アレルギー性鼻炎がまったく出なかったわけではなかった。相変わらず化繊のものはダメで、もちろんパンティーストッキングははけないままで、それでも時としてはいて、帰ってきては脚が「かゆい、かゆい」を連発し、真っ赤になった脚を見せてつらさを訴えるのが常だった。

そして念願の「うち」が完成して入居した。するとやはり、あの新建材やビニール独特の臭いがあった。収納個所、押し入れ等には目を開けていると痛くなるような強烈な刺激臭が充満していた。すると、今にして思うと「やはり」というべきか、またぞろ妻の嘆きが激しくなり、冒頭の会話が復活した。それでも換気に十分気を使った住宅であったためか、いつしか妻の嘆きは会話から消えていた。

ところが、一〇年ほど前に子供部屋のリフォームで妻の症状が復活した。この頃からシックハウス病に首を突っ込み始めていたので、リフォームは後述する備長炭を利用した方法で行い、壁紙を張り替えるまでは何の問題も生じなかった。その後、私は「いらない」といったのだが、幅木、回り縁等の木部のペンキ塗装のサービスをしてくれた。それからがまた大変で、階段部分が吹き抜けになっているため、家中に臭いが充満し、妻はリフォームした部屋に近づくことができない上に、治まっていたアトピーの症状が復活した。この症状は半年近く続く。このことは私に「ああ、やっぱりそうなんだ」という確信をもたらした。

多くの人は、これに類する経験をしていると思う。これらの症状、つまりアトピー皮膚炎、花粉症、各種のアレルギー症状、シックハウス病や化学物質過敏症等が、何に起因しているのかの明確な説明は現代の科学ではなされていない。化学物質が原因であるらしいことは確実視されてはいるが、現在のところ因果関係は明確にされていない。したがって明確な治療法が確立されていない。原因究明と、予防法、治療法の確立が急務である。しかし、治療法が確立されていない現在も、これらの症状で苦しむ多くの人たちがいる現実を見過ごすことはできない。その人たちにとっては、原因究明と治療法の確立まで待っていることはできない。明日にでも、少しでも、症状が緩和する方向性の誤りのない対策が示されることが急務である。

2　家族全員が不調になった新築住宅【後藤の場合】

(1) 新築住宅の落とし穴

大学を卒業して入社した会社の独身寮、結婚してから住んだ社宅、その後に購入した中古住宅での生活は、古くさくて少し汚いことを我慢すれば、安くて「雨露をしのぐシェルター」としては十分であったし、居住者の健康を阻害する要素は皆無であった。

新築の戸建て住宅の購入を決心したのは、次女の高校入学が決まり手狭になってきたことや、一度は新築住宅なるものに住んでみたいとする願望であり、かなりのローンを背負うプレッシャーに勝った四〇代半ばでの決断であった。もちろん、このことが家族全員の健康を脅かすことになろうとは到底予測もできなかった。その頃のわが国はバブルの絶頂期であり、シックハウス病のことはまったく論議されていなかったし、私もシックハウスに関連する仕事には関与していなかったので、何もわからなかった。

契約したのは二月で、当時流行していたツーバイフォーの輸入住宅であった。骨組みは出来上がっており間取りも決まっていたが、八月の完成・引き渡しまでには時間があり、内装材の種類等は決まっておらず、入居者の意向が反映できた。床はすべて合板となっていたので、「カーペットはないのか」と聞いたところ、「今どきカーペットを使った床なんてありません。木質フロアが主流です」との返答だった。一階の居間と二階の自分たちの寝室だけは畳、襖、障子、木製(しかし合板)の天井材とした私の選択は結果的には賢明であった。壁紙は売り主の工務店がS社の分厚いカタログブックを持参し、「どれを選んでいただいても結構です」といった。まずその種類の多さに驚いたが、地味だが織物製のものが良いと直感した。当時の私は中間管理職として仕事も忙しくなり帰宅時間も遅く、最終決定は家で長く生活する妻と二人の娘に委ねた。決定された壁紙のすべては、色がカラフルで一見豪華に見える「塩化ビニール製」だった。

⑵ 居住時間と空気質の問題

新築特有と思われる刺激臭が鼻をついたが、「これが新築の匂いか」と思い、「家（畳）と嫁ハンは新しいほうがええんや」と妻のいないときに、娘に冗談をいいながら、とりあえず機嫌よく住み始めた。入居して間もなく、上の娘がアレルギー性鼻炎と診断され高校を休みがちとなった。次女は高校を休むことはなかったが、同様の鼻炎となった。病院で働いていた妻も間もなく鼻をぐずぐずさせ始め、翌年から長い花粉症にかかった。

残った私はといえば、朝早く家を出て帰宅するのが深夜の「ヤドカリ」生活が幸いしたのか、当初は何も影響を受けなかった。しかし、その年の一二月頃から朝起きて家を出るまでの間は、鼻水が止まらなくなってしまった。「不摂生がたたって風邪でもひいたか」と反省する通勤電車の中では、もう鼻水は治まっていた。

家の中では不調を訴えていた妻も、二人の娘も、病院や学校ではこの症状による苦痛を感じた記憶がないといっている。

この症状は、私がシックハウス関連の仕事をすることになり、平成一〇（一九九八）年に床材をすべて合板から無垢材に、壁紙を塩ビ製から、自分が開発した自然素材で作られた備長炭混入の織物製を含む「協会認定商品群」でリフォームするまでの、約一〇年間も続くことになった。

シックハウス病は居住空間に存在する化学物質によって発症することがほぼ間違いないといわれている。家を離れると症状が緩和することが特徴であり、初期の症状は、空気を吸い込む仕事を司る鼻の粘膜の異常や、空気に直接さらされている目のチカチカや痛みから始まり、頭痛・吐き気がする、思考力が低下する等の症状が出る。新築やリフォーム直後の住宅や学校、病院、オフィスビル等でこのような症状が現れたら、まず要注意である。

三、シックハウス病の要因と取り組み

1　シックハウス病が生まれた要因

具体的な対策を述べる前に、近年、なぜこのようなシックハウス病の問題が起こってきたのかを考えてみることにする。

(1) 住宅の高気密・高断熱化

第一に挙げられるのが住宅の高気密・高断熱化である。これはエネルギー自給率の低いわが国のエネルギー政策と無関係ではない。住宅で消費されるエネルギーは日本の全使用量の約八分の一で、その約三割が冷暖房費といわれている。所得が増大し、利便性、快適性への志向性が強まり、部分冷暖房から全室冷暖房、全館冷暖房へと要求がエスカレートしてきた。このため高気密、高断熱化を図り、住宅の冷暖房効率の向上を図り、省エネルギー化の促進を目指した。その結果として、住宅の高気密、高断熱化が進んだ。

どの程度高気密であるかを見てみると、昔の木製サッシが使われていた住宅の場合は、時代にもよるが、一時間に二ないし五回転、少なくとも一回転以上していたといわれている。つまり一時間たてばその部屋の空気が全部入れ替わったということである。現在の平均的な戸建て住宅の洋室の場合、メーカーのカタログ等によると空気は一時間に〇・一回転しないといわれている。つまり現在の戸建て住宅では一〇時間以上も同じ空気を吸い続けることになる。したがって高気密であることが、居住環境における室内空気の化学物質が原因であるシックハウス病にとって、非常に大きな問題といえるだろう。

(2) 多量の新築住宅

二番目の問題は、日本では新築住宅が非常に多いことだ。平成二〇(二〇〇八)年の住宅統計によると、日本には約五、七五九万戸の住宅がストックとして存在する。これは総世帯数約四、九九九万世帯より多い。住宅の総数を世帯数が上回ったのは意外に古く、昭和四三(一九六八)年だ。それにもかかわらず毎年約一〇〇万戸から一五〇万戸の住宅が建設されてきた。したがって住宅統計から類推すると約一、四〇〇万戸、総世帯数の約三〇%の住宅が一二年以内に建築された住宅であるといえる。つまり日本の住宅は相対的に新しいものが多いことがわかる。シックハウス病は別名「新築病」といわれるように、建材に含まれる化学物質の放散量は一般的に新しいほど多く、経年に伴って減少する。したがって、新築住宅が多いことがシックハウス病問題の一因であるといえるだろう。

(3) 新建材と強力接着剤の多用

三番目の問題は、経済的要因である。コストダウンの要請と熟練技能者不足から、工期短縮になるドライ工法あるいは乾式工法と呼ばれる接着剤を多用する工法がもてはやされていることだ。またそれに適した同一品質が得やすい新建材の需要が非常に多い。これは見場を重視する生活者側の要求が強く、住宅本来の機能とは関係のないレベルで要求されることから、工業生産しやすく同一品質を得やすい、化学物質を多く含む新建材が多数開発されたことである。自然素材が多用されていた住宅の世界に、ミリ単位の精度、工業製品並みの見場が要求されるようになってきたのだ。無垢材の場合は、竣工後時間が経過することで呼吸をしたり、調湿機能があったりすることで、大きさが変化したりするものなのだ。二、三年後に落ち着くために、それを想定してゆとりをもたせた施工をしていた。そういうことができる職人が少なくなったこと、施工側からいえば建築技能者の技量が落ちていることも原因として挙げられる。左官工は少なくなり、大工は、昔は多少の曲がり材も釘で押さえて施工したが、そういう技能をもった職人が少なくなっている現実がある。接着剤で先に真っすぐにしておけば簡単に施工できるのだ。新建材と呼ばれるものの中には接着剤が非常に多く使用されている。実際の建築現場の段階でも、とにかく現在の建築は接着剤を多用する。例えばその使用量は一〇〇㎡程度の四ＬＤＫ戸建て住宅の場合で、壁、天井のクロスを張るだけで灯油缶二缶程度の接着剤を使用している。もちろん床のフローリングを張る場合にも使用されるし、フローリングなどの合板類やキャビネット類に使用されている製造段階での接着剤は別に存在するわけだ。こうした熟練技能者の不足や同一品質を求める生活者側の要請とコストダウンの要請に応えるために、化学物質を多く含む新建材の採用や、工期短縮につながる乾式工法等で、接着剤を多用している現状がある。

(4) 生活者の問題

居住者が持ち込むもの、生活者に起因するものがかなりの部分を占める。住宅は住まいである以上、人の生活抜きには考えられない。生活者が持ち込むもの、家具、カーテン、防虫剤、芳香剤等の生活用品からさまざまな揮発性化学物質が発生している。肺から入る空気の化学物質については、これらが問題であるが、口、皮膚から入る化学物質との関連性があることも考慮しなければならない。これらは生活者の姿勢の問題で、シックハウス病は住宅だけが原因ではないことに注意しなければならない。このことは政府の健康住宅研究会が「ユーザーズマニュアル」を発表し、造る側だけでなく生活者に対して生活上の注意を喚起していることからも、大きな問題であると認識する必要がある。

2　わが国の取り組み

(1) 健康住宅研究会の功績と反応

わが国でも遅まきながら、平成八（一九九六）年七月に、急速に増加していたシックハウス病に対して何らかの手を打たなければならないと国会で討議され、これを受けて当時の厚生省が中心となり、建設省、通産省、林野庁の四省庁と学識経験者、関連業界有識者で「健康住宅研究会」が結成されて水面下で検討が開始され始めた。

健康住宅研究会の第一回目の発表は平成九（一九九七）年六月一三日のことである。「室内の揮発性有機化合物（ＶＯＣ）のうち、ホルムアルデヒドに関してその室内濃度指針値を〇・〇八ppm以下とする」ことが決められた。この指針値の数値はＷＨＯ（世界保健機関）の数値と同一であった。さらに翌平成一〇（一九九八）年三月に、建築業界向けとして「設計・施工マニュアル」が、消費者向けとして「ユーザーズマニュアル」が発表された。これらの一連の発表は、何も知らなかった関連業界や消費者に相当のカルチャーショックを与え、わが国のシックハウス病への対策開始の契機となったことは事実である。指針値は法的な規制力のないガイドラインではあるが、それまでは野放し状態であった新建材にも、一応メーカーの自主的なチェックが入ることになった。

わが国のメーカーの新建材を生産する技術力は、自動車、家電製品等と同じく非常に優秀であり、世界でもトップクラスといわれる。この他国の追随を許さない器用さと高い技術力が、わが国特有のシックハウス病の急増を招く原因となったのは皮肉な事実だが、半面この高い技術力を真摯に発揮すれば、世界に先駆けてその対策を構築することも可能であると私たちは信じている。

(2) 他のVOC（揮発性有機化合物）の室内濃度指針値

新建材から室内に放散される室内を汚染するVOCは少なくとも一〇〇種類は存在するといわれる。ホルムアルデヒドに続いて影響の大きいと思われる物質から順次検討された結果は、**表1**のとおりである（最終設定年月日：平成一四（二〇〇二）年一月二二日）。

(3) 建築基準法の改正による単体規制の開始

平成一五（二〇〇三）年七月一日に至り、国土交通省は厚生労働省が先に設定した一三物質のうち、ホルムアルデヒドについて、その放散量により使用制限を設けることとする「単体規制」と、主として床下に使用される防蟻剤である猛毒の「クロルピリホス」の使用禁止を規定した建築基準法の改正を施行した。また、新築住宅においては、「二四時間強制換気装置の設置の義務化」も追加されていた。

健康住宅研究会により平成九(一九九七)年六月にホルムアルデヒドの室内濃度指針値が発表されてからすでに六年余りが過ぎていたが、指針値では一向に具体的な改善が図られないことに、やっと気がついたのである。この改正は、

表1　揮発性有機化合物の毒性と室内濃度指針値

揮発性有機化合物	毒性指標	室内濃度指針値	設定日
ホルムアルデヒド	咽喉粘膜刺激	0.08ppm	1997.06.13
トルエン	神経機能、生殖へ影響	0.07ppm	2000.06.26
キシレン	出生児中枢神経系影響	0.20ppm	2000.06.26
パラジクロロベンゼン	肝臓、腎臓等への影響	0.04ppm	2000.06.26
エチルベンゼン	肝臓、腎臓等への影響	0.88ppm	2000.12.15
スチレン	脳、肝臓への影響	0.05ppm	2000.12.15
クロルピリホス	新生児の脳、神経影響	0.07ppb	2000.12.15
フタル酸ジ゛-n-ブチル	新生児の生殖器へ影響	0.02ppm	2000.12.15
テトラデカン	肝臓への影響	0.04ppm	2001.07.01
フタル酸ジ-2-エチルヘキシル	精巣への病理学的影響	7.7ppb	2001.07.01
ダイジノン	血漿、赤血球への影響	0.02ppb	2001.07.01
アセトアルデヒド	鼻腔嗅覚上皮への影響	0.03ppm	2002.01.22
フェルノブカルブ	コリンエステラーゼ等	3.8ppb	2002.01.22
総揮発性有機化合物 (TVOC)	合理的達成可能な数値	400 μg/ m³	2000.12.15

注）上記の表の濃度の単位で使用されている ppm とは parts per million の略で100万分の1の比率を表す。ppb はさらに希薄な濃度を表し、parts per billion の略で10億分の1の比率を表す。1ppm は、われわれが日常よく使う単位の1%（100分の1）の1万分の1である。

シックハウス症候群問題を解決したかのような錯覚を一般に与えるなど、「問題点」も多く残されているが、「規制」の文言の効果もあり、新築住宅の室内空気質はホルムアルデヒド濃度に関しては、以前に比べて良くなってきたと判断できる。

四、「シックハウス病への挑戦」の旅の始まり

1　「挑戦の旅」の始まり

私たちは現在、約二〇人の志を同じくするメンバーとＮＰＯ法人健康住宅居住促進協会に所属し、「シックハウス病の予防と改善」の仕事に従事している。その中で中心となって活動しているのが筆者の二人であり、以下のような出会いがあった。ただし、この出会いと意気投合の背景には二章に前記したような自身の苦い体験があったことは間違いないだろう。二人の「シックハ

ウス体験」は陰に陽にわれわれの「挑戦」を後押ししているのである。

(1) 二人の出会い

平成九(一九九七)年一二月に、小泉製麻株式会社の大阪堂島の会議室で、後藤が開発した健康住宅用壁紙の記者発表会が行われた。開発した製品の特徴を説明する後藤の隣には、縁あって早川和男神戸大学名誉教授の臨席があった。このため、狭い会場は多くの新聞社、報道関係者で満席状態となった。開発された製品は、麻織物製の表と裏紙を接着する接着剤の中に備長炭の微粉末を混入させることで、ゼロホルムアルデヒド(ゼロVOC)を達成し、さらに他の材料から放散されるVOCをも吸収する性能を有するものであった。発表会が終わり、関係者が別室に集まって「反省会」を開いた。この席上で「この製品をすぐに使いたい」と発言したのが迎田であった。

(2) 緊密な情報交換の開始

当時、迎田は、国内住宅リフォーム大手の株式会社東急アメニックス(現東急ホームズ)の取締役関西支店長であり、責任もあるが決定権ももっていたし、後藤も老舗の素材メーカーの生活資材関連の営業の部門長であった。記者発表された上記の健康壁紙カーボンスペース21（以下CS21）は、迎田の企画した健康リフォームパック「やすらぎ」シリーズに採用され、順調なスタートを切った。それは「シックハウス病への挑戦」のスタートでもあった。門外漢であった二人が目標を定め、悪戦苦闘し、内容を少しずつ理解しながら、道なき道をさまよい歩き始めることになった。

2　偶然の出会いまでの二人の軌跡

〔迎田の軌跡〕

(1) お客様の要望

シックハウス問題に取り組むことになった直接的な原因は、お客様がきっかけだった。平成九（一九九七）年九月に関西支店の泉北店に住宅リフォームの依頼があった。「お客様がシックハウス対策をしてほしいといっておられますが、シックハウス対策って、どうしたらいいんですか」と支店に問い合わせがあった。電話を受けた担当者は「この間、研究会でやっていた健康住宅のことだよ」と答えていた。支店長の私はその担当者に、思わず「電話を貸せ」と叫んでいた。

泉北店の担当者に聞いてみると、お客様の子供さんがアトピーなので、改装を機にシックハウス対策をしたいとのことであった。「ハイハイ」といったものの、営業を重視していた担当者は、シックハウス対策というのは何とかなると簡単に思い、「シックハウス」という言葉のもつ意味の重大性を知らなかった。私にしても当時、環境ホルモンや化学物質過敏症、シックハウス病といったことが世間一般に問題になり始めて、マスコミ等でも盛んに取り上げられるようになっていたので関心はもっていた程度だった。当時の建築業界やリフォーム業界では、その程度の認識が普通であった。社内ではその年の五月に健康住宅をテーマに技術研修が行われていたので、早速本社技術課に問い合わせてみた。しかし、シックハウス病対策・方法という意味での答えははかばかしくなかった。二〇〇人を超える技術系の人間が営業に携わっている本社においてさえ、このありさまだった。

(2) 実際の施工から学んだシックハウス病対策

お客様の要望する工期があり、勉強している時間的余裕はなかった。幸いだったのは、施主がお医者様であったことで、「シックハウス」についての基本的な知識があり、勉強もされていたことである。そしてお客様に教えを請い、一緒にシックハウス病対策を進めていくこととなった。具体的には、床は無節・無垢材の木曾檜を使い、壁と天井には同じく無節・無垢材の秋田杉と低ホルムアルデヒドの接着剤で布クロスを張ることになった。さらに木曾檜の床材の下に、備長炭シートがあるはずなのでそれを敷くように指定された。しかし当時のわれわれの情報網ではどこから仕入れたらよいのかさえわからなかった。時間的制約もあり、やむなく床下に一センチの空間を作り、そこへ備長炭を細かく砕いて入れることで了解をいただいた。そのときに初めて、シックハウス病対策に備長炭が効くらしいということを私は知った。竣工後、お客様には十分に満足いただき、アトピーの子供さんにも問題は起きなかった。しかしながら、仕様が異なるとはいえ、費用が通常の倍以上かかってしまった。自然素材を多用すれば高価格になることは常識だが、十分なお金がなければシックハウス病対策を享受できないのは問題ではないか、という疑問がわいてきた。もっとリーズナブルな価格でシックハウス病対策ができないのか。業界でもっと真剣に取り組んでいるところはないのか。もっと調べる必要があると考えた。これがシックハウス病との出合いであった。

(3) 最初にわかったこと

それからまず資料や本を求めてにわか勉強を始めた。もちろん備長炭についても調べた。ある程度基礎知識を得てから、ゼネコンをはじめ設計家など、つてを求めて聞いて回った。たいていの反応はこうである。

「ああ、シックハウスね。新築の家に入居すると、気分が悪くなったり、アレルギーが出たりするあれね。しかし原因がよくわからないんじゃないの」

「アレルギー体質の人がなるんじゃないのかなあ」

「個人差が大きいんじゃないの」

私が「いや、シックハウス病は化学物質が原因と考えられていますよ」といい、「臨床環境医学会ではトータルボディーロード（化学物質に対する許容量）という考え方で説明し、化学物質過敏症の一種だと位置づけていますよ」というと、たいていの人が「へぇー」という顔をするだけだった。誰一人として、シックハウス病について私以上の知識をもっている人に出会わなかったし、明確にリーズナブルなシックハウス病対策を示してくれる人が私の周りにはいなかった。業界やその周辺に専門家がいないという現実から、それなら自分で納得するまでやってみるしか方法がないと考えたのが始まりだった。

私も一応リフォーム業界に身を置く一人ではあったが、建築の出身でも化学の専門家でもなく、経済学を学んで会社に入った、サラリーマン社会でいうところのいわゆる「事務屋」にすぎない。ただデベロッパーの担当者として、長年ビルやマンション、住宅の建設には関わってきた。したがって、シックハウス病のもつ意味の重大性も、業界が十分対応できていないこともすぐに理解できた。社内やグループ内に聞いても、専門家はいなかった。いちばんの難点は、この問題がさまざまな学問分野にわたっていることで、本当の意味の専門家がほとんどいないことである。シックハウスの問題解決には、建築の分野、化学の分野、医学の分野、住居学、家政学の分野等が関わる必要があるだろう。それらのすべてに精通した専門家などいるはずがない。しかし業界として誰かが取り組まなければならない問題である。身のほど知らずではあったが、理論的なことは別にして現実的な対応策を求めている人は多く、一説には潜在的な患者が一千万人とも二千万人ともいわれている以上、絶対に必要なのだ。環境問題は私にとって学生時代からの永遠のテーマだったことも後押しをしたのかもしれない。何より、われわれのお客様に、シックハウス病対策を求めてくる人がいるという事実がいちばん大きかったのだ。われわれがその対策方法をもっていないというのに。

(4)ホルムアルデヒドゼロ空間の開発

まず手をつけたことは、シックハウス病とは何かという勉強と、世の中に売られている建材のうち、健康素材という名目で売り出している素材を集めることであった。シックハウス病の勉強は、本や雑誌を読み、セミナーなどに顔を出すというものである。

居住空間の化学物質対策が必要なのは、人が一日の大部分、社会生活基本調査によれば約六〇~七〇%以上を自宅で過ごしているからである。しかしこんな調査を出すまでもなく、一日のうち三分の一は自宅で寝ており、残りの半分も自分の家にいるのだと理解すれば、感覚的にわかってもらえるだろう。したがって居室の空気質が重要なのである。

具体的な対策を考えるためにリーズナブルという視点から、市場にあるものの組み合わせでの対策を想定した。リフォーム業の視点から、一部屋単位の空気の質にこだわってみた。シックハウス病は化学物質過敏症の一種で、住宅が原因で起こるものをいうのだから、住宅の内側つまり内装材に絞って検討を加えた。室内空気の質だから、部屋内の仕上げ材から化学物質を排除できれば、ある程度クリーンな部屋が出来るはずであると考えた。シックハウス病は、因果関係は明確ではないものの、化学物質が原因である。したがって対策方法としては明快である。「化学物質を使用しないこと」と「発生した化学物質を除去すること」なのだ。部屋としてクリーンな空気をもつ空間を造り、その空間を商品として提供するアイデアが生まれた。当時、ホルムアルデヒドがシックハウス症候群の主原因であると喧伝されていた。今日ではホルムアルデヒドだけが原因物質ではなく、さまざまな化学物質が関係していると考えられている。さらに複合汚染も指摘されているが、当時はホルムアルデヒドに注目し、ホルムアルデヒド濃度を、健康住宅研究会の指針値、ＷＨＯ（世界保健機関）の基準の〇・〇八ppm以下を達成することを目標にした。ここで忘れてはならないことは、それをリーズナブルな価格で達成するという目標だ。これが原点である。ホルムアルデヒド濃度がゼロの空間、換言すれば、そういう部屋を商品として作り出そうと考えた。業という視点からもリーズナブルな価格ということが重要になってくるわけだが、ここに困難性が含まれていた。価格やデザイン性を考慮しないのであれば、予防的措置としてのシックハウス病対策はそれほど難しいものではない。しかしそれは万人に受け入れられるものではない。建築業界側での対策は、住宅に化学物質を使用しないことだが、それでも生活空間の中から化学物質を完全には排除できない。住宅以外から発生する家具等の化学物質を含めて、何らかの方法で発生した化学物質を除去することが必要である。化学物質を発生させないためには天然素材を使用する以外に方法はない。もちろん化学物質を何か別の物質で覆い隠し、出させないという考え方もあるが、その場合は何で覆うかが問題になる。化学物質で覆うのでは意味がなく、化学物質以外でその効果を出すには、デザイン性とやはりリーズナブルという点で困難が伴う。したがって集められた素材も、自然素材という意味では健康的ではあったが、もう一つの条件であるリーズナブルであるという点からは満足のいくものではなかった。

そしてその頃、お客様に教えていただいた備長炭というものが何となく気にかかっていた。炭には備長炭（白炭）と普通の燃料炭の黒炭があり、黒炭には吸着機能はあっても分解機能がなく、備長炭には化学物質の吸着のほかに分解機能があることを知ったのはこの頃である。しかもこの分解機能は半永久的であることがわかってきた。備長炭には放線菌が住み着き、この菌が化学物質を分解するわけで、この菌が備長炭に住んでいる限りこの分解機能はなくならない。この吸着分解機能がシックハウス病対策として有効なのだ。炭についての知識も少しずつ増えていった。

（5）CS21との出会い

平成九（一九九七）年の一二月に入った頃に、デベロッパー時代から親しくしていた会社の専務から電話がかかってきた。何でも新しい壁紙が開発され、新製品の記者発表会があるのでぜひ出席してほしいとの依頼であった。一二月の何かとあわただしい時期であったが、とにかく出席だけはしてみた。会場は予想外の盛況で、発表する後藤氏の隣には早川和男神戸大学名誉教授が座っておられた。

新製品というのは、布クロスの裏側には備長炭の微粉末を均一に入れたものであることがわかってきた。特に興味を引いたのが備長炭入りの布クロスという点だった。自然素材と備長炭という組み合わせが妙に気になった。用意された資料には、化学物質の吸着除去性能が示され、その中にはホルムアルデヒドのそれも示されていた。それを見た瞬間、「これだ！」という衝撃が走ったのを覚えている。プレゼンテーションは演出がまったくなく、ただ専門的な技術用語の羅列という感じで、場所も会議室で華やかさもなく、お世辞にも優れたものではなかったが、かえってそのことがこのＣＳ２１という商品に信頼性を与えていた。これが本物であるという直感から、それが確信に変わっていくのには時間はかからなかった。私は、このＣＳ２１がわれわれの求める素材なのだという確信から、積極的に採用していこうとその場で決めたのだった。その理由は明らかで、自然素材の布クロスは化学物質をほとんど（接着剤層に含まれている）含まないというレベルだが、ＣＳ２１は接着剤層の化学物質を除去してゼロＶＯＣであることにプラスして、ホルムアルデヒドをはじめ、その他のＶＯＣやさまざまな化学物質の吸着・分解除去性能を有していたからである。

［後藤の軌跡］

(1) 社長の特命事項「新しい壁紙の開発」

平成七（一九九五）年一二月の大阪営業本部の忘年会で、同席していた植村武雄社長から突然に「会社の麻糸を使った新しい壁紙の開発を頼む」といわれた。東大から運輸省に入り、課長時代にスカウトされ、エリート官僚から老舗の麻メーカーの社長になり、いつでも仕事の話をする真面目な人で、私は日頃から一目置いていたが、「何でまた壁紙なんですか」と聞いた。「先日大株主と忘年会をした元町（神戸）の中華屋の部屋の壁紙が気にいりました。ぜひ一度見に行ってください」というのが社長の返事であった。そんなに差し迫った動機でもなさそうだとの安堵感が私にはあったが、「どんな壁紙だろう」と気にはなったので、翌日の夕方には有志を集め、忘年会と銘打って、くだんの元町の中華料理屋のその部屋を訪れていた。壁紙を詳細に観察したが、油汚れを防止する何らかのコーティングが施されており、織物製なのか塩化ビニール製なのかは誰にも判定できず、社長のような感動を得ることはできなかった。

(2) 塩ビ製の台頭と織物製の衰退

しかし尊敬する社長の特命でもある。私は、まず壁紙の歴史から調査することにした。わが国の家の壁は伝統的に漆喰仕上げである。いわゆる壁紙と称するモノはその名のとおり「紙」製であり、欧米を中心に洋風建築の壁用に開発された「ウォールペーパー」が基本である。その後、差別化を図るためにボリューム感のある綺麗な織物製が出現する。素材は当然、絹、麻、羊毛、綿等の天然素材が使用された。これが主流となっていくに従い、壁紙の総称は、織物の意味の「クロス」といわれるようになった。塩ビ製の壁紙が九〇%以上も占めるような国はわが国だけであるが、石油化学合成製品であるにもかかわらず、建築業界では塩ビ「クロス」と平気で呼ばれているのは、業界のレベルの低さを証明する一例かもしれない。

わが国で壁紙が使用されるようになってきたのは比較的最近であり、洋風建物やデザインが普及し始めた戦後のことである。そして織物製が普及し、素材は麻が主流であった。そういえば入社後の工場実習のときに、麻糸製品の籠に「カベ素地」と記された荷札が多く掛けられていたことを思い出した。しかし、一九七〇年代に到来した住宅ブームに伴う工業化された新建材である「塩ビ製壁紙」の台頭で、いとも簡単にその首位の座を明け渡しただけでなく、その後も何の工夫もないままに衰退の一途をたどっていたのである。

「なぜ急に影を潜めたのか」と社長が疑問を抱いたのも無理からぬことだとわかった。

この塩ビ製のモノは価格も安く、カラフルで一見豪華に見えることから、日本の業界では珍重され、大量生産の申し子としての競争力を発揮して急速に販売量を増やしていた。理由のいかんにかかわらず、その市場占拠率を数%にまで下げて衰退してしまった「織物製」の失地回復を図ることは至難の業と思われた。

業界のプロたちに聞いた意見も全員が「ノー」であった。この案件は、平成九(一九九七)年六月に厚生省がホルムアルデヒドの室内濃度指針値を発表するまでの間、一時凍結状態となった。

（3）開発の引き金

「ホルムアルデヒドの室内濃度指針値」の発表は、私にとっては「天の声」とも受け取れた。一時凍結となっていた「新しい壁紙の開発」がスタートを切った。麻糸を使い、「ホルムアルデヒドの放散量が〇・〇八ppm以下の壁紙」を開発しようと思い立ったのである。

結果的には、このノンホルムアルデヒドものの開発も難渋を極め簡単なことではなかったが、ちょうどその頃運よく突然の来訪者があった。「備長炭博士」と自他共に認める野中重則氏の登場である。氏は現在も協会の副代表をしていただいている人生の先輩でもあるが、来訪の目的は同氏が生協に販売していた「お風呂用備長炭」を入れる麻調の袋の原反の供給の依頼であった。麻は天然繊維であり、湯の中では膨潤してふやけてヌルヌルになり、何回も使用できないので合成繊維製の麻調の原反はないかとのことであった。たまたま他の用途で開発していたポリプロピレン製の麻調原反を在庫していたので、すぐに供給できることになった。野中氏との出会いはそのように偶然であったが、私はこのときすでに備長炭に大きな関心を抱いていた。

（4）備長炭活用のアイデア

会社が近いこともあって、帰りに野中氏が経営する株式会社グラフィティー21に立ち寄る機会が多くなり、そのたびに野中氏は備長炭のもつ不思議な一面とパワーについて情熱的に語ってくれた。興味を抱き始めていた私は、たちまちのうちに備長炭に魅せられるようになり、図書館で備長炭に関する本を読みあさる一方で、備長炭の微粉末を持参して近江の老舗の加藤織物を訪問するまでには、たいして時間を要しなかった。

加藤寿明社長に壁紙試作の主旨を説明して備長炭の微粉末を渡し、同社の工場を見学していた私のもとに、黒い液体の入ったビーカーをもって再び加藤氏が走って現れた。

「凄いものが開発できそうですね」と、加藤氏は震える声で叫んでいた。

加藤氏は一方の手に乳白色の液体の入ったビーカーをもっており、私にその臭いをかぐようにいった。乳白色のビーカーには壁紙の表紙と裏紙とを接着する接着剤が入っており、黒い液体のほうは、その接着剤の中に備長炭の微粉末が混入されていた。

先に乳白色の液体のほうをかいだが、鼻をつく異臭がして思わず顔をそむけた。

「これが壁紙の生産時に使用されるごく標準的な接着剤なんです」と加藤氏はいった。

次に黒色の液体のほうの臭いをかいだが、これはほとんど無臭に近い。その横で、「備長炭がいやな臭いを消したんですね」と、加藤氏が静かにつぶやいた。早速試作に入ったが、うまく混入できず失敗の連続であった。備長炭の微粉末は比重が重く接着剤とうまく混ざらずに、そのほとんどが混合釜の底部にどっかりと溜まっていた。

この課題を解決するのにかなりの時間を費したが、最終的には「エマルジョンの技法」を活用して解決した。エマルジョンとは乳化状の混合液体のことで、牛乳を水で薄める場合に開発された技法といわれる。俗に、交じり合わない関係のことを「水と油」というが、乳化剤といわれる界面活性剤を少量混ぜれば、性質の異なる異物が見事に均一に混合し合うのである。

(5)「ゼロホル」の追求と「超過酷デシケーター法」

この頃になって私は、やっと厚生省が発表したホルムアルデヒドの室内濃度指針値の本来の意味を理解できるようになっていた。「〇・〇八ppm以下」とは当然「ゼロ」に近いほうが健康上良いに決まっている。重度のシックハウス病や化学物質過敏症の人には、むしろ「ゼロ」でなければならないのである。

その日から私は、「ノンホル」レベルだった試作品に使用した原材料の徹底的な分析を行い、執拗にホルムアルデヒドの発生源を追跡した。原材料メーカーの真面目な協力も不可欠であった。そして遂に努力の甲斐があって「ゼロホルムアルデヒド」の試作に成功した。

試作品が本当に「ゼロホルムアルデヒド」であるか、の確認試験のために訪れたのが、公的機関の財団法人毛製品検査協会の豊田正博係長だった。確認試験法はＪＩＳに基づく「デシケーター法」であった。

私はそれまでに、「ノンホル」レベルの試作品のホルムアルデヒドの放散量の確認試験を、大阪府立産業技術総合研究所の「デシケーター法」で、自ら再三行っていた。そして、この試験方法に大きな疑問を抱いていた。それは、試作品の中に含まれるホルムアルデヒドが、デシケーターの静止空間内で、底部に存在する蒸留水に「一〇〇％確実に」移動して溶解していくものなのか？という極めて単純明快なる疑問である。この「一〇〇％確実に」ということが、人の健康に影響を与える微量な化学物質の、〇・〇八ppmレベルの濃度の分析には重要な要素であり、「アバウト」は絶対に許されないと思うからである。ＪＩＳのデシケーター法が甘い試験方法であるなら、独自で厳しい試験方法にすればよいと考えた。「超過酷デシケーター法」の提案である。

豊田氏に疑問の理由を話し、ＪＩＳの規定は無視して、「デシケーター内に入れる試料を規定量の三倍にして、デシケーターごと乾燥器に入れて、乾燥機の温度を摂氏三六度にして試験してほしい」と申し入れた。豊田氏はまず、この「超過酷デシケーター法」の提案に相当驚き、当初は「乾燥器の無人連続二四時間稼動は火災等の事故も懸念される」として受け付けるそぶりも見せなかったが、何回も熱心に依頼するうちに、「その熱心さに負けました」と、試験に入ってくれた。結果が出るまでの数日間は、一日千秋の思いであった。この「超過酷デシケーター法」試験での試作品の評価は、依然として「ゼロホルムアルデヒド」であった。

(6)「ゼロホルプラスアルファー」への挑戦

「ゼロホル」は確認できたが、さらに「ゼロホルだけでいいのか」という疑問がまたわいてきていた。なぜなら、室内には生活者が持ち込む家具、家電商品、生活用品が大量にあり、外装はプラスチック材に合成塗料が塗られている。芳香剤や防虫剤も多い。「ゼロホルの単体」では「シックハウスと対峙できない」ということもわかってきていた。つぎに挑戦したのが「ゼロホルプラスアルファー」である。何回も失敗を重ねて、改良試作品を完成した。そして、その評価方法については、やはり豊田氏に相談した。

趣旨を聞いた豊田氏は、「テトラバック検知管法」が適切であると返答した。この方法で検査した「改良ＣＳ２１」の試験結果は、初期の一〇ppmのホルムアルデヒドの濃度が、二四時間後には〇・〇二ppmに減少しており、予想をはるかに上回る好結果であった（**表2**参照）。備長炭のパワーを改めて見直した次第であった。

この結果を得て、前記の新商品の記者発表会を行うこととなった。

表2　ホルムアルデヒドの濃度変化　（単位 ppm）

試料区分	原ガス注入直後	30分後	2時間後	24時間後
空試験	10	10	9	8
CS21	10	0.25	0.15	0.02

注）毛製品検査協会でのテトラバック検知管法による。

五、クリーンルーム造りと開発アイテムの拡大

新製品記者発表会後の二人は、立場や環境は異なるが目標は同じであることもわかり、阿吽《あうん》の呼吸でベクトルを合わせ、「シックハウス病への挑戦」の道に入り込んでいく。

1　クリーンルームの構築計画

(1) クリーンルームの構成

リーズナブルで薄いシート状の備長炭が手に入ったことで、さまざまな対策方法への利用が考えられるようになった。壁紙ＣＳ２１と、備長炭微粉末から成るカーボンシートＣ－３０を組み

合わせることにより、床・壁・天井から備長炭で部屋を包むことができる。部屋の中の制約なしに備長炭での対策が可能になった。通気性のある自然素材を使用すれば、備長炭の分解除去機能を利用することができる。これで室内空気がきれいな部屋が、リーズナブルな価格で提供できると思われた。フローリングの検討に入り、無垢材は高価で、合板とはかなりの価格差があることがわかった。リーズナブルという条件がクリアーできない。そこでホルムアルデヒドに注目し、放散量の少ないF1規格（現Fスリースター※に相当）フローリングが出始めていたので、それで問題がないだろうと簡単に考えたが、調べてみると相当な放散量であることがわかってきた。F1とはJAS（日本農林規格）の規格で、ホルムアルデヒド放散量が〇・五mg／L（デシケーター法）と当時最も少ない合板である。JAS規格は製品単体の規格で、部屋としての空気濃度を保証しているわけではない。そして問題は放散し続けるということである。部屋の使用状態を考えれば問題が多いわけで、最近は空調が発達したために一年中閉め切って使用されることが多いからだ。しかし先に挙げたように、このCS21という壁紙のもっている化学物質の吸着分解除去機能が働けば、ある程度発生してもよいのではないのかと考えて商品化を考えた。それが最初の健康リフォームパック「やすらぎ」だった。

しかし、こうして概念上あるいは仕様として出来上がった健康リフォームパック「やすらぎ」であったが、問題が残っていた。実質的に、性能的には大丈夫と考えていたが、F1フローリングに対する不安があった。CS21のメーカーである小泉製麻は製品単体のデータしかもっていない。またグラフィティー21社のカーボンシートC－30も同様である。部屋として、ホルムアルデヒドなり化学物質なりが浄化され、空間としてクリーンなものでなければシックハウス病対策商品たり得ないと考えた。あくまで空間としての「部屋の空気質」が商品なのである。関係者は誰もが「自信あります」「大丈夫です」といっていたが、売り出す側としては、何か客観的な尺度が必要だと考えていた。そこで実験室を造り、実際に施工してみてデータを取ることにした。目標はもちろん、あのWHO基準の〇・〇八ppmのクリアーである。東急アメニックスの関西支店内にある倉庫の一部分に、約四㎡無窓室の空間を設けて、その壁、天井にCS21を使用し、低ホルムアルデヒド接着剤で張り、床にはカーボンシートを張った上にF1合板のフローリングを、合板メーカー指定の低ホルムアルデヒド接着剤を使って張ることにした。

※本来★印で表記されるのだが、後日補記を示す記号と見違えられないよう平がな表記とした。

(2) クリーンルームの施工と測定

いよいよクリーンルームの施工だ。何ぶんにも費用がかかる話なので、できるだけ節約することを心がけた。資材は当然、各社が持ち寄ったが、施工する職人を東急アメニックスの社員で行うことにした。しかも費用を節約するために、一つの面は既存の鋼板間仕切り壁を利用した。そのままクロスを張るために、鋼板の焼き付け塗装を、プライマーと呼ばれる剥離材（トルエン、ホルムアルデヒド等のＶＯＣが多く含まれるもの）を使って落とし、しかも費用の節約を強調したために、「ちょうど残ってた接着剤を使ったよ」ということで、既存のクロス用接着剤で施工してしまったのである。

すると施工中のホルムアルデヒド濃度を測ろうとして驚いた。鋼板壁の床付近では、すぐに計測器の針が振り切れそうになり、計測不能となってしまったのだ。われわれの用意した計測器は、〇・〇一ppm単位の測定ができるものだったが、その代わり上限は三ppmまでしか測れない。つまり三ppm以上ということになるわけだ。だが、とにかく部屋を完成させることにした。そして、何はともあれ、Ｆ１フローリングにカーボンシートＣ－３０とＣＳ２１というクロスを使用した部屋が完成した。完成直後、喜び勇んで計測してみると〇・五ppmもあり、がっくりしてしまった。

それは先述のイレギュラーな施工方法に起因する部分が大きいと思われた。しかし一時間後には〇・二五ppm、二時間後には〇・一ppmまで落ち、正直「ほっ」としたが、それからはなかなか下がらない。二四時間後に〇・〇五ppmまで下がり、ようやく目標の〇・〇八ppmを達成し安堵したのだった。その後二八時間後に〇・〇二ppmまで下がり、あとは変化が認められなかった。クリーンルームは倉庫内にあるため、置いてある建材から出る化学物質がドアの開け閉めのたびに流れ込み、これ以上は下がらず、微妙に変動しているものと考えられた。表面に使う素材こそ標準素材を使用したが、接着剤、下地処理が標準とは大きく異なってしまったが、それでも、多少倉庫内に換気があるとはいえ、施工後二四時間以内に、ともかくホルムアルデヒド濃度を部屋として〇・〇八ppm以下にすることができたのだ。室内空気がきれいな空間の完成である。これが、実生活環境に近い状態、倉庫内の一角でさまざまな化学物質が置かれている倉庫内で達成できたことに意味があった。科学的には、計測方法、計測器の誤差、施工管理、部屋の管理状態等再現性の問題が残ることは否定できない。しかし、一定の条件下でＷＨＯの提唱する安全基準のガイドラインを、空間として施工後二四時間以内にクリアーできたことに変わりがあるわけではない。このことはとりもなおさず、カーボンシートＣ－３０およびＣＳ２１という製品のもつ吸収・分解性能が、ホルムアルデヒドに対して有効であることの証左にほかならないだろう。換言すれば備長炭のもつ性質の有効性が実証されたともいえるだろう。ただし、これはホルムアルデヒド濃度だけ、ガイドラインを達成したのであり、シックハウス病のすべてに対応できるかどうかは不明である。ただ備長炭の性質上、ホルムアルデヒドだけを区別して吸収・分解するわけではないので、シックハウス病にはかなり有効であるとは考えられる。

(3)「やすらぎ」仕様発表の反響

①記者発表と最初の実施例

そこでわれわれは、この商品を大々的に売り出そうと考えた。これは売れるはず、それだけ良い商品であるという確信から、大いに売れるだろうと当然考えた。価格は既存の布クロスと同じ程度ということで、F1フローリングの組み合わせで、当時通常の仕様、ビニールクロス、通常(F3)(放散量一〇mg/L)フローリングに比べ洋室六畳で約四〇%増しに設定した。もちろん、これにはメーカー各社の協力があったから実現できた価格である。そして記者発表を行った。平成一〇(一九九八)年三月のことであった。新聞各紙はおおむね好意的に取り上げてくれ、またテレビ局が一社、その日の夕方、地域ニュースで取り上げてくれた。扱いは各社新製品紹介等、経済欄の小さいものだったが、反響はすぐにあった。電話での問い合わせ、資料請求等々である。その中に少し異質な問い合わせがあった。それは、自宅が阪神・淡路大震災で倒壊したため、某大手プレハブ系ハウスメーカーの木質住宅を建てた人からの依頼である。その奥さんが化粧品や臭いに敏感で、シックハウス病が怖いのでそういうことに留意した建物にしたいという注文をした。営業マンは「ハイ、当社の部材はすべて最高レベルＦ１の健康住宅です」というので頼むことにしたそうである。しかし建物が完成して内覧という段階になって、奥さんが建物の中に入れなかったのである。中に入ると臭いが気になり、気分が悪くなり長く建物内にとどまることができないということだ。もちろん住めるとはとても思えない。当然「約束が違う」ということで、そのハウスメーカーと交渉中だというのだ。最初の依頼は、われわれが代わりに、その会社と折衝し、われわれの標準仕様「やすらぎ」で施工してほしいというものであった。さすがにハウスメーカーとの折衝はお断りし、話がつけば、われわれが喜んで施工させていただくことにしたのだった。ただシックハウス病の性格上、必ずお客様の要望どおりになるかどうかは保証できないこと、われわれは一定条件下で、ホルムアルデヒド濃度を施工後二四時間以内に〇・〇八ppm以下にできただけだということを伝えた。それでよければ施工させていただくと。すると逆に「そのほうが信用できますね」といっていただき、ハウスメーカーと話をつけますからお願いしますということであった。当時はホルムアルデヒドだけが問題視されていたので、ホルムアルデヒド濃度が〇・〇八ppm以下になったということが信頼を得たのだと思われる。そして結果からいうと、一部お客様負担で、ほとんどはそのハウスメーカーの負担で居室の壁、天井のクロスを張り替えた。それでようやくお客様は自宅に入居できるようになり、喜んでいただきお礼をいわれた。ただ、そのハウスメーカーからは何の挨拶もなかった。もちろんお金はいただいたが、大手ハウスメーカーにしても特殊な例という認識だったのではないだろうか。

建築業界でも、一般には平成一〇（一九九八）年当時はその程度の認識だったようだ。ちょうど健康住宅研究会がガイドライン、設計施工マニュアル、ユーザーズマニュアルを出す頃の話なのでやむを得ないだろう。その後、急速に合板メーカー、建材メーカーのＦ１（現在Ｆスリースター相当）、Ｅ０※（現在Ｆスリースター相当）化が始まることになる。

※Ｅ０はＪＩＳ規格で、ホルムアルデヒド放散量がＦ１（放散量〇・五㎎／Ｌ）と同じ工業化ボード（キャ

ビネット類に使用）が適用されていた。Ｆ１、Ｅ０とも平成一五（二〇〇三）年六月まで使用、一五年七月からホルムアルデヒド放散量による規格が統一され、さらに放散量の少ないＦフォースター（放散量〇・三㎎／Ｌ）が内装材として使用されている。

②その他の反響

その他資料請求は多数あり、十数人ほどはすぐに反応があり、その半分ほどはすぐに施工もしたが、反響の割には受注に結びつかなかった。要するに売れなかったのだ。確かに、シックハウス病の原因物質の主犯ともいうべきホルムアルデヒド濃度を、ある一定条件下で低く抑えるということは、ある意味で画期的なことであった。他の商品群では困難なことは明らかだ。しかしだからといって、シックハウス病にかかっているすべての人に有効であるとはいえないのである。また、比較的リーズナブルとはいえ、一般のリフォームに比べて割高なのは否めない。それでもアトピーのために自然有機栽培食品を取り続けることや治療費に比較すると、絶対額が高いわけではない。しかし治療法として一般に認知されている食事療法や薬代に比べて、住宅の改装という方法は、一時的に少なくないお金がかかり、有効性が確認できないばかりか、もしも体に合わなかった場合、元に戻すのにまたお金がかかってしまう。そういった懸念からか、思ったようには売り上げは伸びなかったのである。今までの一般的な製品に比べて、シックハウス病に対して有効かもしれないが、シックハウス病の性質上、誰にでも効くとは限らない。そのことをお客様に教えられたのである。それでもリフォームに取り入れていただいた方々からは、臭いがしなくてとてもよい、体の調子がよいなどの言葉をいただいた。特に大阪のIさんからは子供の喘息が治った、奈良のWさんは子供のアトピーが出なくなったという感謝の言葉をかけていただいた。ほかにも小児喘息が治った、アトピーが治まったという言葉が聞かれた。そのことは、このわれわれの空間としての商品がシックハウス病に対してかなり有効であるという証拠で、自信を深めさらに販売を拡大しようと考えたのである。それにはお客様（患者）が体感できるスペース、部屋が必要であることを痛感したのだ。しかしながら一抹の不安をもっていた。それは床がF1であるということであった。施工した当初のあの臭い、F1合板のホルムアルデヒド放散量は単体での数値であり、空間全体の濃度を保障しているものではないということと、放散し続けるということが問題なのではないかと思われた。それで合板メーカーのホルムアルデヒドのゼロ化を待つことにした。協力メーカーがゼロ化を達成すれば、本格的なモデルルームを造りたいと考えていたのだ。その間、製品の改良、新たなアイテムの開発に向かった。

2　開発アイテムの増加と「協会認定試験」

壁紙だけで部屋の内装はできないし、当然ながら接着剤もいる。洋室だけではなく和室にも対策が必要である。そして最終的には家のすべて場所に対策が必要となるはずである。われわれは製品の改良、新たなアイテムの開発に向かった。

(1)麻和紙壁紙の開発

営業の最先端の責任者の迎田からは口癖のように「リーズナブル価格」が連発されていた。当初開発した織物製壁紙は確かに立派すぎたのかもしれない。調査の結果、量販品の企画は、素材を織物製よりもコストが安い福井地区の「麻和紙」と決定した。

福井の和紙の産地は山紫水明の山手にあり、山から流れ出る清流に洗われて和紙は出来上がる。朝七時の大阪発のサンダーバードに乗り、午後一〇時大阪着のサンダーバードで帰宅する日が続いた。表の素材が変わるだけで基本的な構成は変わらないので比較的早く完成した。特徴として、地球環境に優しい麻の繊維も一割混入した。完成した製品の吸収性能も織物製と遜色なく、間接照明にも微妙に映える特長が出ていた。

(2) 壁紙施工用接着剤の開発

壁紙施工用接着剤は、ベースのでんぷん系の糊材に備長炭の微粉末を適量混入させることで試作は成功し、性能も満足できるものであったが、施工中に壁紙に黒色が付着し評判はさんざんであったので、販売は断念した。備長炭と同様にポーラスな構造を有する白色粉末の天然ゼオライトに着目して試作し成功した。私たちはこの商品を「ゼロアルファーC」とした。ゼロホルでプラスアルファーの機能があるクロス(C)用のCを付した。ホルムアルデヒドの吸収性能は**表3**のとおりだった。

比較試験品としては当時最も広く使用されていた商品を使ったが、意外な結果が出た。ゼロアルファーCとA社品の吸収性能の差異の大きさに疑問を抱いた豊田氏は、自主的に「A社品の再試験」を試みた。そしてつぎ

表3　ゼロアルファー試験データ

試料区分	原ガス注入直後	30分後	2時間後	24時間後
空試験	10	11	10	7.5
ゼロアルファーC	10	1.5	0.7	0.6
A社品	11	7.5	8.3	6.8
A社品再試験	0	2.4	3.2	2.3

注）毛製品検査協会でのテトラバック検知管法による。

のコメントを試験報告書に追記した。

【追記】

前掲表中最下段の「A社品再試験」は原ガスを注入しなかった場合のものであり、この結果を見る限り、A社品自体がホルムアルデヒドまたはVOC（検知管に対する）を放散させていると考えられる。

さらに健康住宅向けの内装材（建材）の開発は進むが、その性能の可否を判断する方法として、必ずこの公的機関の「テトラバック検知管法」を活用した。そして、ゼロホル性能と吸収性能を試験する場合に、試験体から少しでもホルムアルデヒドやVOCが放散していればデータとしてチェックできる、かなり厳しい試験法であることも知った。

NPO法人として活動し「シックハウスの根絶」を目指すことになった現在は、自分たちで開発した商品だけでなく、広く世界中からも良い製品を選定していきたいと考えている。その場合に必要になるのが、正当な性能評価試験である。製品に記載された効能書きを信用しないわけではないが、「できるだけ健全な居住空間の空気質を提供する」目的のための試験であり、私たちはこれを「協会認定試験」と呼んでいる。この「協会認定試験」は現状では、上記の財団法人毛製品検査協会のテトラバック検知管法と決めて、希望者には紹介することにしている。

（3）床材接着剤「ゼロアルファーF」の開発と無垢材

織物壁紙の量販規格（リーズナブル価格品）の検討は、京都の織物壁紙の老舗の小嶋織物で行い成功した。同社の高速織機によるコストダウンの要素が大きい。

続いて、フローリング施工用接着剤の「ゼロアルファーF」の開発に挑戦する。ベースの接着剤に備長炭の微粉末を適量、均一に混入させることにより成功した。「ゼロホル」で、化学物質の吸収性能をもつアルファーの機能があり、フローリングの「F」をとって、「ゼロアルファーF」と命名した。

そのころ、小嶋一社長の友人で、健康住宅を志向する無垢材メーカーの渋谷工業株式会社の存在を知った。小嶋社長の紹介を受け、渋谷守浩専務を桜井の本社に訪ねたのは平成一二（二〇〇〇）年の二月だった。渋谷工業は奈良県に広大な山林をもつ材木商であるが、二代目の専務は自社の無垢材に加えて、中国の東北部や四川省（チベット地区を含む）やカナダからも無垢材の原木を輸入し、自社工場で国内向けに仕上げて、合板に対抗するリーズナブルな価格で健康住宅向けに拡販を図っていた。

意気投合し、すぐに迎田の参画も要請した。渋谷工業製のナラ、タモ等の無垢材は、新開発の床材施工用接着剤の「ゼロアルファーF」と合わせ、東急アメニックスの「やすらぎ無垢」シリーズに中心的なアイテムとなった。無垢材の採用に行き着いたのは、共同開発を進めていた合板メーカーが、備長炭を利用したゼロホルムアルデヒド化フローリングを断念したからである。その理由は、ＪＡＳ（日本農業規格）を強度面で達成できなかったからである。

⑷健康畳、健康襖、健康カーペットの開発

①健康畳

和室の畳は、わら床とイ草表が伝統的で、高温多湿のわが国の気候に適している、最近はこの畳にも新建材の波が押し寄せている。床はインシュレーションボードという名称の木屑を接着剤で固めたものが主流となってしまっているし、イ草表も量販品はほとんどが中国製である。接着剤の塊ともいえる床と、防虫剤まみれの安い中国表の組み合わせは健康的な畳とはいいがたい。

私たちが開発した「協会認定商品」の畳は、「極畳《ごくじょう》」と命名した。国産のわら床の上に備長炭シートを挿入し、国産のイ草表を逢着して完成する。お世話になったのは、関西畳業界の重鎮である株式会社大本商店の大本博通社長である。

②健康襖

襖にも新建材の影響は大きく、ダンボール襖といわれるものが主流となっている。ダンボールの廃材を接着剤で固めた骨組みに、塩化ビニール壁紙状のものが張り付けられた製品がほとんどである。外見上はキレイであるが、これも健康的な襖とはいいがたい代物である。私たちが開発した「協会認定商品」は、無垢材で出来た骨組みの上に、和紙製表か織物製表の裏面に備長炭の微粉末を混入した襖紙を、ゼロアルファーCを使用して張り合わせて完成した。この開発でお世話になったのは東洋襖工芸株式会社の遠藤和生専務である。

③健康カーペット

羊毛は自然に備わった浄化機能をもっている。羊毛の分子中のアミノ末端基は、ホルムアルデヒド等の有害物と結合し無害なものに変化させる特性がある。羊毛に似せて作られたウーリーナイロンの分子構造にもこのアミノ末端基が存在する。カーペットの構成物で健康上問題のある物質は、パイル糸を固定するために使用する合成ゴム層（ラテックス）に存在する。

「協会認定商品」として開発した「健康カーペット」では、パイル糸は羊毛かウーリーナイロンとし、ラテックスに備長炭の微粉末を混入させて完成した。この開発は、ワールド敷物加工株式会社の大西則男工場長の奮闘努力に負うところが大である。

六、体感モデルハウスへの取り組み

1 「健康体感モデルハウス」の建設

一連の「協会認定商品」の充実により、シックハウス病への挑戦の体制は整ってきたが、成果の手ごたえに物足りなさを覚えるようになっていた。平成一二（二〇〇〇）年二月に、渋谷工業所有の生駒山中腹にあった別荘を全面改装し「健康体感モデルハウス」を建設することになった。五月の連休明けにオープンの希望が出た。まさに「言うは易く行うは難し」だったが、何とか予定どおり完成した。

一階部分は居室以外にも考えられる限りのシックハウス病対策をし、二階は普通の建て売り仕様（比較ルーム）と、協会認定商品群で構成されたクリーンルーム（標準仕様ルーム）を造った。早速ホルムアルデヒドの測定をした。

Ｆ１仕様の合板とＲＡＬ（ドイツの製品環境基準）準拠品のビニールクロスで構成された比較ルームは、一晩密閉状態の測定で〇・九八ppm、換気後〇・三六ppmであった。われわれの標準仕様ルームは、密閉状態で〇・〇三ppm、換気後で〇・〇二ppmとほとんど変化はなく、指針値の〇・〇八ppmを下回った。

しかも、比較ルームには、ホルムアルデヒド濃度測定では現れない別の新築特有の臭いがあり、他の化学物質が発生しているものと推定された。この独特の臭いは、シックハウス症候群、喘息、アレルギー、アトピー症状のある人には耐えられないようだ。モデルハウスに平成一三（二〇〇一）年三月までに来場した七八組一四二人のうち、シックハウス病であると申告した人（六一人以上）は比較ルームにいることはできないと訴え、標準仕様のクリーンルームでは何ら問題ないと証言している。われわれの標準仕様の部屋がまったく臭いがしないかといえば、そうではない。ただ新築特有の臭いではなく、何人かの来場者はハーブの匂いと表現された。

2　モデルハウス完成発表後の反響

モデルハウス完成と同時に、記者発表を、モデルハウスを先行公開する形で行った。価格も和紙タイプでは通常仕様のリフォームとの比較で、六畳の洋室で二〇%、八畳の洋室で一五%のアップ程度に抑えることができた。おおむね好意的に報道各社が取り上げてくれた。在阪テレビ局二社が当日夕方、地域ニュースで取り上げた。その中で一社がホルムアルデヒド濃度の比較を取り上げてくれたので、反響はかなりなものであった。

場所が生駒市とはいえ交通の不便な場所にあり、週末予約制という制約にもかかわらず、週末には三〜八組の予約がコンスタントに入った。当初は大変な混乱があったが、それでも何組かはすぐに受注になった。それなりに喜んでいただけているとわれわれは自負している。

特筆すべき反応としては、こうした一般顧客とは別に、中小のリフォーム業者や業界、ゼネコン、デベロッパーといった人たちからの見学希望が多かったことである。一般のお客様とは別に対応したことはいうまでもないが、価格以外はすべて公開した。この仕様が広く利用され、少しでもシックハウス病に苦しむ人に役立つことができればという思いからだった。また多く利用されることで量産効果が出て、コストダウンが進むことも期待したわけである。このような反応は、その二年前にクリーンルームを発表したときとは大きな違いであった。これは健康住宅研究会のガイドライン発表以降、建築業界がシックハウス病対策に取り組み始めたことの影響ではないかと推定される。またお客様でシックハウス病を問題視する人が増加したことの反映ともいえるだろう。

3　施工後の反応

この「やすらぎ無垢」仕様で施工されたお客様の反応で主なものは、リピーターになってくださったお客様や、お客様を紹介してくださった方々が結構いるということである。最近も、大阪のSさんは施工後およそ二年間、ご主人の喘息がまったく発生しなかったということで、新たなマンションを購入するに当たり、「やすらぎ無垢」シリーズを使った全面改装の注文をいただいた。また同じく大阪のMさんは臭いがなく、お子さんの喘息, アトピーが出ないということで、親の家を改装するに当たり是非にと勧めていただき採用された。われわれの施工例は、最長でも一〇年ほどしか経過していない。その効果の持続力について疑問視する向きもあることは否定できない。われわれは備長炭の性質を基本的に利用しているので、その効果は半永久的に持続すると考えている。しかし施工例ではそんなに長く経過したものはないが、このように、数年間を経てその効果が衰えていないことをお客様から聞くことは、われわれの考え方が立証され、十分に役立っていることの証左となるだろう。

もう一つ特徴的なことは、無垢材の影響が大きいのか、備長炭の効果が大きいのかはわからないが、一様に部屋の中にいると落ち着くとか「ホッ」とするというものだ。福岡のHさんは「本当にやすらぎ仕様ですね。友人が来ても、温かい感じで何とはなしにホッとするところがよいといってくれますよ」とその感覚に満足されている。それはシックハウス病対策という前に、住宅が本来もっていた機能を再現したにすぎないのではないかと考えている。つまり本当の意味での住まい、住む人に安全・安心で健康的な居室が出来たのではないだろうか。われわれの標準仕様および準拠した仕様でリフォームした例は、平成一九(二〇〇七)年三月現在、八〇例を数えており、平成二二(二〇一〇)年七月現在では、正確に把握できていないが一二〇例を超えているだろう。

これらの施工例では、この仕様で改装後、症状が悪化したというクレームは一例もない。小児喘息が治った、子供のアトピーが出なくなったといった顧客の声は多数聞いている。しかし、一つひとつの症例が異なるために、われわれとしてはこの仕様が、必ずシックハウス病すべてに対応できるとは言い切れるわけではない。またなぜ有効かという因果関係を明らかにした、明確な科学的な根拠を持ち合わせているわけでもない。現在の科学では、原因物質とその因果関係が明らかになっていない以上やむを得ないことだろう。しかしシックハウス病の患者は、毎日が問題なのだから、明確な科学的根拠に基づく対策の完成まで待っているわけにはいかないのだ。したがって、お客様（患者）に納得の上、われわれの方法で施工するために、モデルハウス等を体感してもらった上で施工しているのである。少なくとも体感して、納得して施工されたお客様は室内空間の環境が改善され、何らかの効果が働いていると考えられる。それでも症状には個人差があり、化学物質過敏症と呼ばれるレベルになってしまった人に有効であるかどうかは、施工した実績がないので、不明である。ただモデルハウスへの来場者の中にはかなりの重症の方もいらっしゃったが、標準仕様の部屋に入れない人は一人もいなかった。比較ルームの扉を少し開けただけで「パス」というような人でも、「やすらぎ無垢」仕様ルームには入って問題がなかった事実がある。これらのことからシックハウス病対策の予防に、この仕様は間違いなく有効であるといえる。そして不幸にしてシックハウス病に罹患してしまった人には、施工例等で確認しながら施工していけば、間違いのないシックハウス病対策として有効な方法といえると自負している。これが唯一絶対の方法であるとは思っていないが、現段階ででき得るリーズナブルなシックハウス病対策となる、第一ステップの完成と考えている。少なくともその予防的対策としては十分な効果を発揮し得るものと考えられるだろう。

七、視察旅行と健康住宅居住促進協会の結成

アイテムの開発も、モデルハウスの反響も一段落したころ、この一連の開発に関わったメンバーで、たびたび会合をもつようになっていた。今後の更なる開発の方向性の議論を重ねていた。

1　中国四川省、上海視察旅行

平成一三（二〇〇一）年七月に視野を広める目的で、有力メンバーとなっていた渋谷工業の専務

の提案もあり、中国四川省の同社関連の材木工場の見学と上海地区の住宅事情の視察旅行を企画した。参加者は、早川和男教授、ご子息の早川潤一氏（スウェーデンに留学後、現中部学院大学准教授）、アイエムピー株式会社西澤宏社長、サンコマース株式会社福本士朗社長、案内の渋谷専務、と筆者二人の計七名であった。

三国志の舞台ともなった四川省は古い歴史をもつところで、西にチベットを望み、材木や漢方薬の産地として有名である。渋谷専務以外は四川省は初めての一行には、すべてが新鮮であり、日中は元気に工場見学や名所旧跡を訪ね、夜になると名物の四川料理とパイカル（老酒）をたしなんだ後、成都のホテルの一室で「真の健康住宅のあり方」について語り合った。

帰路の上海では、急増する新築マンションをスケルトン方式（内装未仕上げ）で購入した居住者が、入居前に注文した室内のペインティングの塗料により、この国でも「シックハウス病」が急増してきた実態を知った。日本より深刻な状況のようであった。

2 健康住宅居住促進協会の設立

帰国前夜にミーティングを行い、「健康住宅居住促進協会」の設立を決定した。初代会長には後藤が就任した。

ちょうどこの年は、早川教授が「日本居住福祉学会」を設立された年であり、筆者の二人は正会員として会長承認を受け入会した。居住福祉の観点からも勉強し、真の健康住宅の構築を目指すこととした。協会名に「居住」の文言を入れているのはそのためでもある。

3　第二回「国際居住福祉学会」での研究論文の発表

健康住宅居住促進協会を設立して間もない平成一三（二〇〇一）年一〇月に、知多半島で行われた記念すべき第二回の国際居住福祉学会で私たちは、それまでの「シックハウス病への挑戦」の軌跡を研究論文として発表した。

内容はわれわれの対策の考え方とモデルハウスでのデータ、来場者の声が中心であったが、中国と韓国から参加していた人たちからは、「実務的でわかりやすい」と好評であった。

4　改正建築基準法の問題点

平成一五（二〇〇三）年七月一日施行された建築基準法の改正は、主としてシックハウス病対策が組み込まれている。これは国がシックハウス病対策の必要性を認め、法律という形で表した最初のこととして評価されるだろう。今までまったく手つかずの状態から一歩前進といえる。しかしながら、この対策は一般市民には大きな誤解をもたらす恐れがある。例えば、工務店やデベロッパー、ハウスメーカーという立場の人は「法律に従って家を造るのだから、シックハウス病にはならない」、あるいは「厚生労働省が提唱している基準値以下に居室内のホルムアルデヒド濃度が収まる」といったふうに一般的にとられかねない。またお客の立場の人は「新しい建築基準法に従った建物では、シックハウス病にならない」というふうに思い込んでしまうことだ。

今回の基準法に取り入れられた対策は、今までと同じように、建材ごとのホルムアルデヒド放散量における単体規制の強化であり、放散量別による内装の使用制限にすぎないのである。したがって、建築基準法に従って建築したからといって、絶対にシックハウス病にかからないというものではあり得ないし、ホルムアルデヒド濃度が基準値以下になるという保障もしていない。確かにホルムアルデヒドの放散量の削減には一定の効果はあるだろう。しかし厚生労働省がガイドラインを発表しているクロルピリホスを除く他の一二物質は、依然として居室内に存在する可能性があるし、それらにはまったくといっていいほど対策が取られていない。われわれの今までの研究、検討経過からシックハウス病はホルムアルデヒドだけが原因でないということは明らかであり、このことは多くの研究者が指摘しているところである。したがって本当の意味のシックハウス病対策が必要なことは明らかで、いまだ対策が完成したとはいえない。

八、シックハウス病の適確な予防・改善・治療方法とは

われわれが「シックハウス病への挑戦」を通じ悪戦苦闘して、会得した最先端技術であるシックハウス病の予防・改善・治療の科学的、理論的方法論についてまず記述したい。

建築は「健築」でなければならず、住宅は健全で安全な心身を癒すシェルターでなければならない。真の健康住宅を供給することは建築業者の当然の責務である。住む人も購入する住宅が、真の健康住宅であるのか否かを見極める必要があると思うからである。

1　真の健康住宅か否かの判定には科学的精密分析が不可欠

シックハウス病は、別名を「新築病」や「リフォーム病」ともいわれる。昭和二五（一九五〇）年頃から供給された住宅内には、人体に有害な揮発性有機化合物すなわちＶＯＣが少なくとも一〇〇種類以上含まれている。これらはすべて昭和五（一九三〇）年頃から勃興した、石油化学製品の利便性の裏面に秘匿された、生物に極めて毒性が強いＶＯＣである。このＶＯＣが人体に悪影響を与える濃度は極めて希薄であり、例えばホルムアルデヒドは〇・〇八ppmである。ｐｐｍとはパーツ・パー・ミリオン、すなわち一〇〇万分の一を示す濃度であり、〇・〇八ppmとは一億分の八の濃度である。長らく％の世界で生きてきたわれわれにはまったく想定外の濃度である。このような希薄な有害化学物質濃度の有無の客観的な判定に、人間の嗅覚やカンやコツを駆使することはまったく無意味で論外で危険でもある。

幸いにも人智はこのような希薄な濃度の化学物質の濃度を、正確に分析できる最先端技術の開発に成功していた。われわれは大阪府立産業技術総合研究所と密接に連携し、同研究所の最先端分析機器を有効に活用して、室内のすべてのＶＯＣを濃度順に精密分析することに成功した。

2　室内空気質の精密測定・分析の必要性

筆者二人とも、購入した新築住宅で家族がシックハウス病を罹病した被害者でもある。このことが「シックハウス病への挑戦」の大きな動機にもなっている。

シックハウス病の人々に会い、症状の改善を図るために面接や問診等でその症状を聞いていくと、原因となっている室内空気中のＶＯＣは、ホルムアルデヒドだけではないことが早期に判明した。また、重度のシックハウス病の人々の感じている苦しさや感度は、発症していない人間には感知し得ない濃度の化学物質の存在があることも確信した。このことは厚生労働省がホルムアルデヒドに続き、一三物質のＶＯＣの室内濃度指針値を発表したことや、さらに続けて数十種類の「必須ＶＯＣｘ」と称するＶＯＣ群を発表したことでも明らかであろう。しかし国土交通省が平成一五（二〇〇三）年七月から施行した改正建築基準法では、新築住宅に関して使用部材のホルムアルデヒドの放散量の単体規制であり、放散量の差によるそれぞれの使用制限だけで、室内のホルムアルデヒド濃度を〇・〇八ppm以下にすることを保障しているわけではなく、まして他のＶＯＣにはまったく触れていない。「強制換気装置を設置すること」で、あたかも健康住宅であるかのごとき誤解を与える基準を設けて、一件落着したように糊塗してしまった。居住者が設置された二四時間強制換気装置を使用するか否かには関係なしに、強引な方法を使ったのである。二四時間強制換気装置を義務付けていることは、それなしでは健全な居住空間を確保できないことの裏返しである。その証拠には、同時期に決められた基準法施行令二十条の九の「国土交通大臣認定居室」の定義は、「二四時間強制換気装置を使用しないで居室内の空気中のホルムアルデヒドの濃度を、〇・〇八ppm以下に保つ事が出来る居室」とある。読者諸兄は、この矛盾する法令をどのように解釈されるであろう。

3　精密測定空気質の精密分析を公正に実施

われわれのアクティブ法は、協会の所有するアクティブサンプリングポンプで精密測定され、吸着管に採取された室内空気は連携する大阪府立産業技術総合研究所に持ち込まれて、ホルムアルデヒド類は高速液体クロマトグラフィー器で、他のＶＯＣ類はガスクロマトグラフィー器で精密分析される。ホルムアルデヒド類は協会の技士が器械使用料を払って分析することが可能となり、比較的安価な費用で分析結果を入手できるが、ＶＯＣ類は同研究所の専門の技官に委ねざるを得ない。高価な器械でもあり、この依頼試験費が高価である。現在は懇意になった小河宏主任研究員にお願いしている。彼は偶然にも後藤と同じ大学出身であり、知識も豊富で温厚で信頼できる人柄である。ホルムアルデヒドの分析結果は、例えば、〇・〇二ppmというように出てくるので、厚生労働省のガイドラインである〇・〇八ppmとの比較でわかる。〇に近いほうが望ましいのはもちろんである。一方、ＶＯＣ類の分析結果は非常にわかりづらい。ＰＣからプリントアウトされた分析表を見ると、約一〇〇種類位の検出された化学物質が検出時間順に羅列されており、小河氏のような専門知識を有していないと判読は不可能である。もちろん、厚生労働省が発表したホルムアルデヒドに続く人体に危険な一三の化学物質に関するコメントは小河氏が記入してくれるが、「必須ＶＯＣｘ」のグループに属する危険なＶＯＣについてはまったくわからない。われわれはこの分析結果では満足できなかった。なぜなら、この分析結果では適確なシックハウス病対策ができないと思ったからである。

ＰＣで出されたデータなら濃度をパラメーターとして、濃度順に羅列できるのではないかと考えて、小河氏に依頼した。「初めての試みですが、割合簡単にできるはずです。今日中に後藤さんのＰＣに送信しておきましょう」と約束してくれた。さらに「こんな依頼を受けるのは初めてですが、お役に立てると思うとうれしいですね。」と付け加えた。帰宅してＰＣを開いた私の目には、小河氏が送信してくれた部屋ごとのＶＯＣの濃度順の一覧表が飛び込んできた。この調査物件は、奥さんが吐き気を催し、中学生の男の子供が二人とも血を吐いて倒れるという、かなり悲惨な状況の住宅（シックハウス）からの依頼で、全八室の室内空気の精密測定の分析結果であり、早急に対策を講じないといけない物件であった。八室の濃度順のデータはそれぞれに異なるものであり、解決への重要な情報が込められていた。「よし、これで適確な対策が打てるな！」と、私は一人ＰＣの前で叫んでいた。必要から生まれた発見である。おそらくこの方法でシックハウス病対策を行う団体は、今のところわれわれの団体だけであろう。しかし、その後この方法で室内の有害原因を発する部材を極めて容易に早く特定でき、有効な改善対策を講じることができるようになったのである。この有効な方法を活用してシックハウス病の予防・改善・治療を図る輪を拡げようと思っている。われわれのような小さな団体だけではとても多くの物件に対応することは不可能であると自覚しているからである。本書を購読いただいた読者諸兄の有為の建築関係の方々や消費者の方々からの積極的なご参画、ご連絡を期待したい。

4　室内空気質の精密測定・分析と改善の実施の一例

平成一八（二〇〇六）年九月に当協会のホームページを見た会社から、アクティブ法による室内空気の精密測定・分析の依頼があった。依頼者は神戸の芦屋地区の某大手会社の社長であった。有名な建築設計家と大手ゼネコンに依頼して建設した愛娘と結婚相手、小学生になった可愛い二人の孫たちのための家の子供部屋で、孫たちが二人とも吐き気をもよおし、娘さんもトイレで気分が悪くなる状況が続いており、室内空気質を正確に調査する必要があると考えた由である。依頼は建設した大手ゼネコンの関連会社からであったが、当協会のアクティブ法を指定したのは、その立志伝中の社長自身であった。非常に急いでいる様子なので、翌日に依頼の会社の責任者と芦屋駅近くの喫茶店で会い、詳細の打ち合わせに入った。

精密測定する部屋数は八室であり、測定に二日間を要する。測定は午後一時頃から開始し、測定前に測定室の窓をすべて一時間開放して自然換気した後で、窓を閉めて五時間密閉状態にしておくことを依頼した。換気しにくい構造になっているんですがという依頼者に、通常の生活状態で測定することが必要です。というと、わかりましたと了解した。

測定日の正午に芦屋の住宅を訪問し、誰も住んでいない住宅内に入り、廊下の奥に等身大のフィギュア（人形）がこちらを睨んでいるのにまず度肝を抜かれたが、振り返ると廊下の反対側にもタイプの異なるフィギュアが立っている。「ここの若旦那の趣味なんです」との返事。コンクリートの打ちっぱなしのような壁面もなぜか気になる。温度と湿度は自動調節されているが空気質が重たい。自然換気が悪く室内の空気齢が良くないと直感した。

測定する部屋は、一階のリビング、書斎、廊下、トイレ、二階の子供部屋、寝室、洗面所、とコレクションルームの合計八室であった。すべての部屋は、生活用品はそのままに緊急避難したような様相を呈していた。二日目のコレクションルームには無数のフィギュアが保管されていた。米国から輸入した塩ビ製の高級品の由である。アクティブサンプリングポンプをセットしている間に気分が重苦しくなってきた。「後藤さんはこの部屋にいて大丈夫ですか？　私はとても中に入ることができません」と依頼者がつぶやいた。

当協会のアクティブサンプリングポンプは測定室の中央で一・五ｍの高さにセットする。吸入口は二箇所で、ホルムアルデヒド類を吸着する捕集管と、他のＶＯＣ類を吸着する捕集管を同時にセットでき、三〇分の積極的定量吸収で、一〇Ｌの室内空気を測定・採取する。捕集管に測定されたサンプルは大阪府立産業技術総合研究所の「高速液体クロマトグラフィー」でホルムアルデヒド類を、「ガスクロマトグラフィー」で他のすべてのＶＯＣの濃度を精密分析する。数日後に精密分析結果が出た。厚生労働省の室内濃度指針値との比較でいえば、二階の子供部屋の「ＴＶＯＣ」が指針値を上回っているが、他は指針値を下回っていた。しかし、二階のコレクションルームの濃度順の分析表からは、厚生労働省の一三の問題物質中に含まれている二種類の「フタル酸エステル類」が指針値に近い濃度でトップに君臨した。二種類のフタル酸エステルの濃度の合計値は指針値をはるかに超えるものであった。子供部屋はコレクションルームと隣接しており、一階のトイレは吹き抜け構造のコレクションルームの真下にあった。「フタル酸エステル」とは、塩ビ製品を柔らかくする可塑剤として大量に使用されるが、近年になり「環境ホルモン」の一つとして有名になった化学物質であり、室内に揮発しやすい物質でもある。住宅には広い庭もあり、当協会のアドバイスとして、コレクションルームは早急に庭の一角等に隔離することを強調した。子孫を愛する賢明な依頼元の社長は、当協会の報告書を武器にして、娘婿に趣味のフィギュアの室内からの撤去を強く迫ったものと思われる。当協会の精密測定・分析法で、濃度順に明確となった有害化学物質の発生源を特定して除去する効果は発揮したが、問題物質の除去後の「協会認定商品」を中心とした改善施工が肝心な対策となるため、提案書を提出しておいたが返答はなく、その後の状況は非常に気になるところではある。念のため、自然換気を取り入れ、空気の流れる道を考慮した設計にしておくことも重要と付記しておいたが、その有名な建築設計家は当協会の報告書を見て「俺が悪いのか！」と叫んだといわれる。

5　当協会のアクティブ法が新聞記事に

平成一九（二〇〇七）年六月二日の『日本経済新聞』の夕刊に当協会が行うアクティブ法が、写真入りで掲載された。ＷＨＯと厚生労働省が正式に認定しているこの本核的な測定方法が、文明国と自負する日本でいまだほとんど行われていない。アクティブ法を実施していることがニュースになるとは残念なことである。

6　環境ホルモン（内分泌撹乱物質）について

環境ホルモンの代表ともいわれる「フタル酸エステル」が出てきたので記載したい。人体には微妙な調節を司るために、人体で合成される化学物質が存在する。これを「内分泌物質」といい、ホルモンともいわれる。昭和二五（一九五〇）年頃から勃興した石油化学はさまざまな有害な化学物質も生み出した。メリットばかりが強調され、反面に存在するデメリットは秘匿されたために無批判にその用途を拡大した。塩化ビニール（PVC）やフタル酸エステル類もその類である。塩化ビニールは安価で扱いやすいことから用途を拡大したが、焼却時に猛毒のダイオキシンを大量に発生することが明確になった。また、室内で使用される塩ビ製の壁紙やフィギュア、玩具等の柔らかくする必要のあるものについては、柔らかくする可塑剤であるフタル酸エステルを大量に混入する必要がある。塩化ビニールとフタル酸エステルは、化学結合はせず混合しているだけであり、揮発性であるため容易に室内に発散し人体に侵入する。フタル酸エステルは「環境ホルモン」の代表選手である。環境ホルモンは正式名を「内分泌攪乱物質」というが、「環境ホルモン」よりはよほどわかりやすいと思える。口や肺、皮膚から人体に進入した石油化学の産物の強力な「環境ホルモン」は、人体で合成されるホルモンを容易に破壊して、自律神経系、免疫系等のさまざまな器官に悪影響を与えて人体の機能を狂わせる恐ろしい化学物質である。可塑剤として多用されているフタル酸エステルの代替品の研究は緒についたばかりだ。

7　国土交通大臣認定居室について

平成一五（二〇〇三）年改正された建築基準法は、新築住宅については「二四時間換気装置の設置」を義務づけた。しかし、既存住宅については関与していない。基準法施行令で「国土交通大臣認定居室」が制定された。概要は「強制換気装置を使用せずに、室内のホルムアルデヒドの濃度を、〇・〇八ppm以下に保てる居室」となっていた。既存伝統的住宅やリフォームを視野に入れた施策とも受け取れた。当協会の目指す最低限の居住空間でもあり、その要件等を調べるべく大阪府の建築指導課を訪問した。出てきた係長は勉強不足で知らなかった。代わって胸を張って出てきた課長も、「本件は国土交通省のほうに問い合わせ下さい」と、該当部署の電話番号を渡して前かがみに立ち去った。霞ヶ関の本庁に電話すると、「そのような居室は存在し得ないと思われます」といい電話は切れた。馬鹿馬鹿しくなると同時に日本の行く末が危惧された。

おわりに

われわれは「ＮＰＯ法人健康住宅居住促進協会」を設立した。

平成一五（二〇〇三）年六月に後藤は満六〇歳を迎え、小泉製麻株式会社を定年退職した。

その前から「シックハウス病への本格的挑戦」をライフワークとすることは決意をしていたが、そのためには「協会をＮＰＯ法人化することが適切である」との総会の決議を受けて、筆者の二人が中心となって設立の準備に入った。

「シックハウス病の予防と改善」を具体的に進めていくためには、部材と工法の普及を図り、施工実績例を増やしていく必要がある。このため任意団体では、社会的信用の不足や、不本意にも「動機が不純である」と受け止められる懸念もあったので、ＮＰＯ法人化することに決定した。

任意団体の「健康住宅居住促進協会」もその時点で一七社、二〇名の規模となっていた。シックハウス病という難敵に真正面から正々堂々と戦うには、「非営利」である必要性がある。営利の部分が微塵でも入ると正当な対処を誤る恐れがあると考えたのである。名称は、任意団体の名称の前に「ＮＰＯ法人」を付けることとし、定款、設立主旨、事業計画書等を作成して申請し、承認、閲覧の期間を経て、翌平成一六（二〇〇四）年四月に認証を得て発足した。

私たちの団体は生まれたばかりである。実力や実績も、まだまだ微々たるものであると自覚している。しかしわが国から、ひいては世界中から「シックハウス病の根絶」を図るために、「シックハウス病の予防と改善」の対策の実行と普及を、「非営利」に進めながら「シックハウス病への挑戦」を続けていく情熱においては、人後に落ちないとの自負もある。

今後は、同じ志をもつＮＰＯやＮＧＯの諸団体の諸兄や業界の諸先輩とも、謙虚に積極的に交流を行い、視野や活動範囲を拡げる必要性も痛感している。皆様の温かいご協力とご支援を賜りたいと切に願っている。なお、ページの制限もあり、書き尽くせないことや説明不足の点も多々あったように思う。その点は稚拙ながらもホームページを開設しており、「健康住宅居住促進協会」のクリックで画面が現れるので、お問い合わせやご質問があれば、ぜひアクセス願いたい。最後に私どもの「シックハウス病への挑戦」が微力ながらでも貢献できることを信じ「初心を忘れず」に活動を継続していくことを固く誓いながら、その「設立趣旨書」を付記する。

【設立趣旨書】

健康な生活は現代に生きる私達すべての願いであり、憲法二五条に定められた生存権、「健康で文化的な最低限度の生活をする権利」としての権利、でもあります。しかし現代生活の利便性や快適性を追及する過程で生み出された化学物質は、無批判に使用されてきたことによって、隠れた病原として私達の健康を脅かしています。住宅の量の不足とコストダウンから様々な工業製品化された建材が、利便性や見た目の快適性の結果から多量に使用されるようになってしまいました。今日、住宅を建築する場合に使用する新建材、特に内装材としてのフローリング、壁紙、施工用接着剤、塗料等に含まれるホルムアルデヒドを始めとするＶＯＣ（揮発性有機化合物）が室内空気を汚染し、自律神経や免疫機能、生殖機能等にさまざまな形で人体に影響を与えています。

これらのうち住宅の側から捉えた症状がシックハウス症候群と呼ばれ、住宅の他に学校、幼稚園、保育所や老人ホーム等様々な建築物でも同様の現象が見られます。

建築は「健築」でなければならないはずです。安全で快適な室内環境を「住む人」に供給することが当然の責務であるにもかかわらず、結果的に、「住む人」の健康に悪影響を与えています。因果関係が明確でないという理由で黒に近い灰色の供給が続けられています。

またシックハウス症候群は住宅だけが原因ではなく、「住む人」の認識不足も原因のひとつです。このような状況の結果、シックハウス症候群の潜在患者は日本ではすでに一〇〇〇万人以上とも言われており、完全治癒が困難と言われています。発症のメカニズムや原因が解明されておらず、因果関係が明確でないため、治療法が確立されていないからです。

現代社会においては、あらゆる病気についても、罹病してから治療する「対処療法」ではなく、病気にならない「予防治療」が求められています。改正建築基準法が平成一五年七月に施行され、遅ればせながら国としてシックハウス症候群に取り組み始めました。しかし内容的には依然として部材の単体規制が中心であり、健康な居住空間を保障するものではなく、完全な予防対策とはなり得ません。

予防対策が困難な状況は、その因果関係、発症のメカニズムが解明されていないことから、この対策に積極的に乗り出す企業や団体がほとんどないのが現状です。採算性とその責任の所在の困難さからと推定されますが、採算ベースにかかわらずその対策が求められています。理論的解明はなくとも、現実的なシックハウス症候群の「予防治療」すなわちシックハウス症候群対策としての住宅仕様の開発、改良、素材・工法の開発とその普及が現代人の健康な生活を取り戻すためには急務であるといえるのではないでしょうか。

そのため「健康住宅居住促進協会」は、それらを用いてシックハウス症候群に悩んでいる人を、一人でも多く、正確な現状分析の上に対策を実施し、健康な住まいを取り戻すことに協力したいと考えます。その分析や施工例にデータの継続性や公表性が確保されるならシックハウス症候群の問題解決の一助となるので、その中立性を確保するために、活動は特定非営利活動法人が望ましいと考えます。このような思いから、「健康住宅居住促進協会」はシックハウス症候群対策仕様の開発、改良、素材・工法の開発と普及の実現をする特定非営利活動法人として活動していきます。

「居住福祉ブックレット」刊行予定

☆既刊、以下続刊（刊行順不同、書名は仮題を含む）

☆01	居住福祉資源発見の旅	早川　和男（神戸大学名誉教授）
☆02	どこへ行く住宅政策	本間　義人（法政大学教授）
☆03	漢字の語源にみる居住福祉の思想	李　　桓（長崎総合科学大学准教授）
☆04	日本の居住政策と障害をもつ人	大本　圭野（東京経済大学教授）
☆05	障害者・高齢者と麦の郷のこころ	伊藤静美・田中秀樹他（麦の郷）
☆06	地場工務店とともに	山本　里見（全国健康住宅サミット会長）
☆07	子どもの道くさ	水月　昭道（立命館大学研究員）
☆08	居住福祉法学の構想	吉田　邦彦（北海道大学教授）
☆09	奈良《なら》町《まち》の暮らしと福祉	黒田　睦子（㈳奈良まちづくりセンター副理事長）
☆10	精神科医がめざす近隣力再生	中澤　正夫（精神科医）
☆11	住むことは生きること	片山　善博（前鳥取県知事）
☆12	最下流ホームレス村から日本を見れば	ありむら潜（釜ヶ崎のまち再生フォーラム）
☆13	世界の借家人運動	髙島　一夫（日本借地借家人連合）
☆14	「居住福祉学」の理論的構築	柳中権・張秀萍（大連理工大学教授）
☆15	居住福祉資源発見の旅Ⅱ	早川　和男（神戸大学名誉教授）
☆16	居住福祉の世界：早川和男対談集	早川　和男（神戸大学名誉教授）
☆17	医療・福祉の沢内と地域演劇の湯田	高橋　典成（ワークステーション湯田・沢内） 金持　伸子（日本福祉大学名誉教授）
☆18	「居住福祉資源」の経済学	神野　武美（ジャーナリスト）
☆19	長生きマンション・長生き団地	千代崎一夫・山下千佳（住まいとまちづくりコープ）
☆20	高齢社会の住まいづくり・まちづくり	蔵田　　力（地域にねざす設計舎 TAP-ROOT）
☆21	シックハウス病への挑戦（本書）	後藤三郎・迎田允武（健康住宅居住促進協会）
22	ウトロで居住の権利を闘う	斎藤正樹＋ウトロ住民
23	居住の権利―世界人権規約の視点から	熊野　勝之（弁護士）
24	農山漁村の居住福祉資源	上村　　一（社会教育家・建築家）
25	スウェーデンのシックハウス対策	早川　潤一（中部学院大学准教授）
26	中山間地域と高齢者の住まい	金山　隆一（地域計画総合研究所長）
27	包括医療の時代―役割と実践例	坂本　敦司（自治医科大学教授）他
28	健康と住居	入江　建久（新潟医療福祉大学教授）
29	地域から発信する居住福祉	野口　定久（日本福祉大学教授）

（ここに掲げたのは刊行予定の一部です）

筆者紹介

後藤三郎（ごとう　さぶろう）

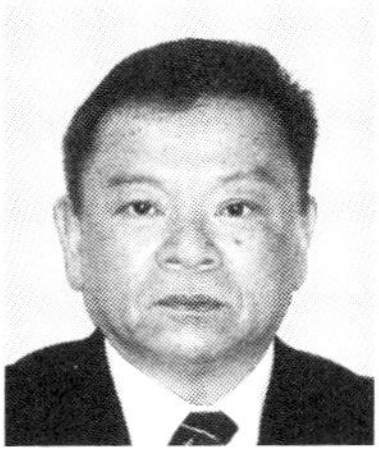

1943年6月京都市に生れる。中学卒業前に父の経営する会社が倒産し高校進学を断念。中学卒業の1959年に第一工業製薬株式会社京都本社に入社、同社の工場中堅管理者を養成する技能者養成所に入所し一般教養と高度な有機化学を習得。1961年、大学入学資格検定試験に合格。1963年8月に同社を退社、1964年4月に京都工芸繊維大学入学。在学中に幣原賞を受賞し特別奨学金を受け研究、実験に没頭。大学卒業後に小泉製麻株式会社に入社、本社工場、営業本部、営業開発部の幹部、関連会社役員等を歴任。シックハウス対策用壁紙、施工用接着剤、床材、襖、畳、カーペット等を開発し関連する数社で健康住宅居住促進協会を設立し会長に就任。2003年6月に60歳で同社を定年退職し、シックハウスへの挑戦と撲滅をライフワークとするNPO法人健康住宅居住促進協会を設立し初代理事長に就任。

迎田允武（こうだ　のぶたけ）

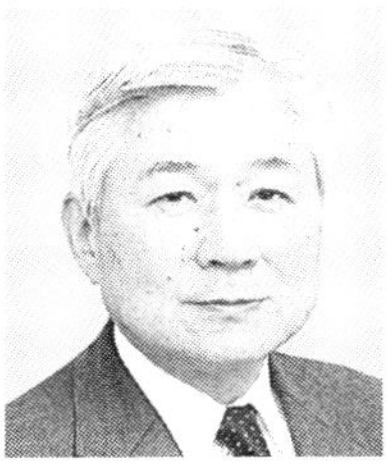

1945年、大阪府豊中市生まれ。1969年、関西学院大学経済学部卒業、新神戸電機株式会社入社。1970年、東急不動産株式会社入社。宅地開発、マンション、経営計画、広報、総務を経てビル開発に従事。江坂東急ビル（東急ハンズ、東急イン）他江坂地域の開発、ビル運営を経て第二デュエット事業部長、商品開発部長、用地開発部長を歴任。1995年、株式会社東急アメニックス取締役関西支店長、住宅本部長、2003年、株式会社東急コミュニティー営業部長を経て、2007年、定年後東急コミュニティー嘱託。2010年、有限会社スマイル住宅計画シニアアドバイザー。現NPO法人健康住宅居住促進協会事務局長。

（居住福祉ブックレット21）

シックハウス病への挑戦：その予防・治療・撲滅のために

2011年5月25日　　初　版第1刷発行　　〔検印省略〕

定価は裏表紙に表示してあります。

著者© 後藤三郎 迎田允武　装幀 桂川潤　発行者 下田勝司　印刷・製本 中央精版印刷

東京都文京区向丘1-20-6　郵便振替00110-6-37828

〒113-0023　TEL（03）3818-5521　FAX（03）3818-5514　発行所 株式会社 東信堂

Published by TOSHINDO PUBLISHING CO., LTD.

1-20-6, Mukougaoka, Bunkyo-ku, Tokyo, 113-0023, Japan

E-mail : tk203444@fsinet.or.jp　http://www.toshindo-pub.com

ISBN978-4-7989-0065-0 C3336

「居住福祉ブックレット」刊行に際して

安全で安心できる居住は、人間生存の基盤であり、健康や福祉や社会の基礎であり、基本的人権であるという趣旨の「居住福祉」に関わる様々のテーマと視点—理論、思想、実践、ノウハウ、その他から、レベルは高度に保ちながら、多面的、具体的にやさしく述べ、研究者、市民、学生、行政官、実務家等に供するものです。高校生や市民の学習活動にも使われることを期待しています。単なる専門知識の開陳や研究成果の発表や実践報告、紹介等でなく、それらを前提にしながら、上記趣旨に関して、今一番社会に向かって言わねばならないことを本ブックレットに凝集していく予定です。

2006年3月

日本居住福祉学会
株式会社　東信堂

日本居住福祉学会のご案内

〔趣　　旨〕

人はすべてこの地球上で生きています。安心できる「居住」は生存・生活・福祉の基礎であり、基本的人権です。私たちの住む住居、居住地、地域、都市、農山漁村、国土などの居住環境そのものが、人々の安全で安心して生き、暮らす基盤に他なりません。

本学会は、「健康・福祉・文化環境」として子孫に受け継がれていく「居住福祉社会」の実現に必要な諸条件を、研究者、専門家、市民、行政等がともに調査研究し、これに資することを目的とします。

〔活動方針〕

(1) 居住の現実から「住むこと」の意義を調査研究します。

(2) 社会における様々な居住をめぐる問題の実態や「居住の権利」「居住福祉」実現に努力する地域を現地に訪ね、住民との交流を通じて、人権、生活、福祉、健康、発達、文化、社会環境等としての居住の条件とそれを可能にする居住福祉政策、まちづくりの実践等について調査研究します。

(3) 国際的な居住福祉に関わる制度、政策、国民的取り組み等を調査研究し、連携します。

(4) 居住福祉にかかわる諸課題の解決に向け、調査研究の成果を行政改革や政策形成に反映させるように努めます。

学会事務局・入会申込先

〒558-8585　大阪市住吉区杉本3-3-138
大阪市立大学　都市研究プラザ
全泓奎（じょん・ほんぎゅ）研究室気付

TEL・FAX　06-6605-3447
E-mail　jeonhg@ur-plaza.osaka-cu.ac.jp
http://www.geocities.jp/housingwellbeing/

東信堂

人は住むためにいかに闘ってきたか ―（新装版）欧米住宅物語　早川和男　二〇〇〇円

（居住福祉ブックレット）

居住福祉資源発見の旅 …新しい福祉空間、懐かしい癒しの場　早川和男　七〇〇円

どこへ行く住宅政策 …進む市場化、なくなる居住のセーフティネット　本間義人　七〇〇円

漢字の語源にみる居住福祉の思想　李桓　七〇〇円

日本の居住政策と障害をもつ人　大本圭野　七〇〇円

障害者・高齢者と麦の郷のこころ …住民、そして地域とともに　伊藤静美・田中秀樹・加藤直人　七〇〇円

地場工務店とともに：健康住宅普及への途　山本里見　七〇〇円

子どもの道くさ　水月昭道　七〇〇円

居住福祉法学の構想　吉田邦彦　七〇〇円

奈良町の暮らしと福祉：市民主体のまちづくり　黒田睦子　七〇〇円

精神科医がめざす近隣力再建 …進む「子育て」砂漠化、はびこる「付き合い拒否」症候群　中澤正夫　七〇〇円

住むことは生きること …鳥取県西部地震と住宅再建支援　片山善博　七〇〇円

最下流ホームレス村から日本を見れば　ありむら潜　七〇〇円

世界の借家人運動 …あなたは住まいのセーフティネットを信じられますか？　髙島一夫　七〇〇円

「居住福祉学」の理論的構築　柳中権・張秀萍　七〇〇円

居住福祉資源発見の旅Ⅱ …地域の福祉力・教育力・防災力　早川和男　七〇〇円

居住福祉の世界：早川和男対談集　早川和男　七〇〇円

医療・福祉の沢内と地域演劇の湯田 …岩手県西和賀町のまちづくり　高橋典成・金持伸子　七〇〇円

「居住福祉資源」の経済学　神野武美　七〇〇円

長生きマンション・長生き団地　千代崎一夫・山下千佳　八〇〇円

高齢社会の住まいづくり・まちづくり　蔵田力　七〇〇円

シックハウス病への挑戦 …その予防・治療・撲滅のために　後藤三郎・迎田允武　七〇〇円

〒113-0023　東京都文京区向丘 1-20-6　TEL 03-3818-5521　FAX03-3818-5514　振替 00110-6-37828
Email tk203444@fsinet.or.jp　URL:http://www.toshindo-pub.com/

※定価：表示価格（本体）＋税

東信堂

グローバル化と知的様式—社会科学方法論についての七つのエッセー	J・ガルトゥング 矢澤修次郎 大重光太郎 訳	二八〇〇円
組織の存立構造論と両義性論—社会学理論の重層的探究	舩橋晴俊	二五〇〇円
社会学の射程—ポストコロニアルな地球市民の社会学へ	庄司興吉	三二〇〇円
地球市民学を創る—地球の社会の危機と変革のなかで	庄司興吉編著	三二〇〇円
社会階層と集団形成の変容—集合行為と「物象化」のメカニズム	丹辺宣彦	六五〇〇円
階級・ジェンダー・再生産—現代資本主義社会の存続メカニズム	橋本健二	三二〇〇円
現代日本の階級構造—理論・方法・計量分析	橋本健二	四五〇〇円
人間諸科学の形成と制度化—社会諸科学との比較研究	長谷川幸一	三八〇〇円
現代社会と権威主義—フランクフルト学派権威論の再構成	保坂稔	三六〇〇円
現代社会学における歴史と批判（上巻）—グローバル化の社会学	武川正吾 山田信行 編	二八〇〇円
現代社会学における歴史と批判（下巻）—近代資本制と主体性	片桐新自 丹辺宣彦 編	二八〇〇円
インターネットの銀河系—ネット時代のビジネスと社会	M・カステル 矢澤・小山訳	三六〇〇円
自立支援の実践知—阪神・淡路大震災と共同・市民社会	似田貝香門編	三八〇〇円
〔改訂版〕ボランティア活動の論理—ボランタリズムとサブシステンス	西山志保	三六〇〇円
NPO実践マネジメント入門	パブリックリソースセンター編	二三八一円
貨幣の社会学—経済社会学への招待	森元孝	一八〇〇円
市民力による知の創造と発展—身近な環境に関する市民研究の持続的展開	萩原なつ子	三二〇〇円
個人化する社会と行政の変容—情報、コミュニケーションによるガバナンスの展開	藤谷忠昭	三八〇〇円
日常という審級—アルフレッド・シュッツにおける他者・リアリティ・超越	李晟台	三六〇〇円
日本の社会参加仏教—法音寺と立正佼成会の社会活動と社会倫理	ランジャナ・ムコパディヤーヤ	四七六二円
現代タイにおける仏教運動—タンマガーイ式瞑想とタイ社会の変容	矢野秀武	五六〇〇円

〒113-0023 東京都文京区向丘 1-20-6 TEL 03-3818-5521 FAX03-3818-5514 振替 00110-6-37828
Email tk203444@fsinet.or.jp URL:http://www.toshindo-pub.com/

※定価：表示価格（本体）＋税